慢性病居家护理系列

慢性肾脏病
日常护理那些事

吴胜菊　宋慧锋　主编

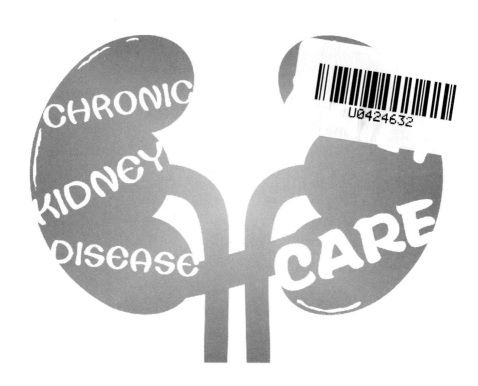

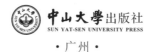

中山大學出版社
·广州·

版权所有　翻印必究

图书在版编目（CIP）数据

慢性肾脏病日常护理那些事/吴胜菊，宋慧锋主编. —广州：中山大学出版社，2021.12

（慢性病居家护理系列）

ISBN 978-7-306-07370-9

Ⅰ.①慢…　Ⅱ.①吴…②宋…　Ⅲ.①慢性病—肾疾病—护理　Ⅳ.①R473.6

中国版本图书馆 CIP 数据核字（2021）第 256076 号

出 版 人：	王天琪
策划编辑：	鲁佳慧
责任编辑：	鲁佳慧
封面设计：	曾　斌
责任校对：	吴茜雅
责任技编：	靳晓虹
出版发行：	中山大学出版社
电　　话：	编辑部 020 - 84110283，84113349，84111997，84110779，84110776 发行部 020 - 84111998，84111981，84111160
地　　址：	广州市新港西路 135 号
邮　　编：	510275　传　　真：020 - 84036565
网　　址：	http://www.zsup.com.cn　E-mail：zdcbs@mail.sysu.edu.cn
印 刷 者：	佛山市浩文彩色印刷有限公司
规　　格：	787mm×1092mm　1/16　10 印张　185 千字
版次印次：	2021 年 12 月第 1 版　2021 年 12 月第 1 次印刷
定　　价：	59.80 元

如发现本书因印装质量影响阅读，请与出版社发行部联系调换

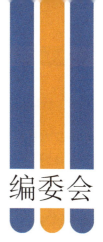

编委会

主　审：汤水福　陈刚毅

主　编：吴胜菊　宋慧锋

副主编：刘泽萍　郭德久　周燕青　鲁　鹏　彭文渝

编　委：（以姓氏笔画为序）

马艳丽　王宏秀　叶青林　朱桂萍　米秀英　吴　衬

陈四英　欧秀娟　金根桂　钟佳渝　姚小玲　黄　蓉

黄春军　梁丽冰　詹江红　廖建群　颜嘉曼　潘爱萍

绘　图：（以姓氏笔画为序）

马艳丽　甘晨欣　冯奕桐　张远松　钟佳渝　彭文渝

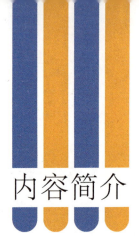

内容简介

为了提升慢性肾脏病患者的依从性，减缓患者疾病进展，维持较好的诊治效果，广州中医药大学第一附属医院长期从事肾病专科护理的护士长、专科护士和资深护理人员在相关医学专家的指导下，将最新、最基本的肾病护理知识编写成书。

本书内容主要包括肾脏的基本知识，慢性肾脏病日常用药指导，常见检查指导，血液透析、腹膜透析和肾移植手术的日常护理，日常饮食指导和运动指导，慢性肾脏病四季中医调理，特殊时期的防护指导及常见问题解答等知识。

书中漫画人物由编者团队自创自画，希望能给慢性肾脏病患者及其家属奉上一本实用、有趣的肾脏病科普读物。

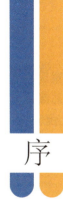

序

近年的相关数据显示，我国慢性肾脏病的发病率已达10.8%，即约有1.5亿慢性肾脏病患者。由于慢性肾脏病的病程较长，在诊治过程中患者的依从性显得尤为重要，因此，临床医务工作者需要通过各种途径不断将最新、最基本的专科知识传播给患者及其家属，以减缓患者的疾病进展，维持良好的诊治效果，保持其健康的日常行为。

在2020年"两会"上，全国政协委员、中国科学院院士葛均波提出，各部门要承担起自己的责任，推动医学科普教育，倡导由卫生主管部门牵头，鼓励医学专业人员创作各种形式的科普产品，积极传播健康生活方式。

基于大力推动科普宣传及满足众多慢性肾脏病患者的实际需求，广州中医药大学第一附属医院肾病科的护理工作者在相关医学专家的指导下，集思广益，编写了这部《慢性肾脏病日常护理那些事》科普图书。该书采用对话形式，图文并茂，浅显易懂，内容包括肾脏的基本知识，慢性肾脏病的用药、检查，血液透析、腹膜透析及肾移植的日常护理，慢性肾脏病四季中医调理，特殊时期的防护指导，以及患者关心的日常问题的解答等知识。本书具有较强的专业性和实用性，给广大慢性肾脏病患者提供了一部科学、有趣的科普读物。

汤水福
广州中医药大学第一附属医院肾病科主任
广东省中医肾病重点专科学科带头人
广东省中西医结合学会血液净化专业委员会主任委员
2021年5月

前言

《中国科协科普人才发展规划纲要（2010—2020年）》特别强调，医学科普应当由医学专业人员承担才具有专业性和权威性，这给医务工作者赋予了很大的责任，同时也肯定了医学科普教育工作的专业性及价值性。为了提高日益增多的慢性肾脏病患者对医学科普知识的认知度与掌握度，从而提高广大慢性肾脏病患者的自我管理能力，进而提高他们的生活质量。由临床资深的护士长、专科护士、护理骨干组成的编写小组，对本书内容进行多次反复讨论、修改。本书用通俗易懂的语言介绍了慢性肾脏病的基本知识、日常用药、常见检查、饮食与运动指导、血液透析、腹膜透析、肾移植等知识。

本书的编写得到了广州中医药大学第一附属医院多位专家、教授的指导，肾病科主任汤水福教授亲自审稿并给予专业指导，陈刚毅教授给予编写小组诸多关心和爱护，在此一并表示衷心的感谢！

由于编者水平有限，本书难免有不足之处，恳请各位读者批评指正。

编　者
2021年5月

书中出场人物介绍

米博士：内科学博士，师从业内知名教授，从事肾病专科9年，为人幽默风趣，博学多才。

美小护：广东省护理学会血液透析专科护士，从事护理工作8年，爱岗敬业，内瘘穿刺能手。

爱迪：33岁，十几岁时开始规律透析治疗，已结婚生子，近些日子的口头禅是"我命由我不由天！"

丽叶：25岁，患先天多囊肾，透析治疗1年，白天坚持工作，晚上在医院透析治疗，心态好，外形青春靓丽。

张大爷：82岁，血液透析治疗逾20年，由相濡以沫的老伴悉心照料。

范阿姨：57岁，曾腹膜透析治疗6年，现血液透析治疗3年。

目录

第一章　肾脏的基本知识 / 001

第一节　肾脏在哪里 / 001
第二节　肾脏里有什么 / 002
第三节　肾脏有什么作用 / 004
第四节　慢性肾脏病的定义 / 005
第五节　慢性肾脏病的病因 / 008
第六节　慢性肾脏病的分期 / 011
第七节　慢性肾脏病的异常信号 / 013

第二章　慢性肾脏病日常用药指导 / 017

第一节　降压药的使用 / 017
第二节　降糖药的使用 / 018
第三节　降血脂药的使用 / 020
第四节　降尿酸药的分类 / 021
第五节　认识促红细胞生成素 / 022
第六节　铁剂家族 / 023
第七节　磷结合剂的使用 / 024
第八节　什么是左卡尼汀 / 025
第九节　治疗继发性甲状旁腺功能亢进药物 / 026

第三章　慢性肾脏病常见检查指导 / 028

第一节　血压的测量 / 028

第二节　血糖监测 / 030
第三节　尿液检查 / 031
第四节　血液检查 / 033
第五节　肾脏 B 超检查 / 037
第六节　经皮肾穿刺活检术 / 038
第七节　静脉肾盂造影 / 041
第八节　肾脏 CT 和 MRI 检查 / 042

第四章　血液透析日常护理 / 044

第一节　什么是血液透析 / 044
第二节　血液透析的原理 / 045
第三节　血液透析的抗凝剂 / 046
第四节　血管通路——内瘘 / 047
第五节　血管通路——导管 / 050
第六节　如何预防血液透析的并发症 / 054

第五章　腹膜透析日常护理 / 061

第一节　什么是腹膜透析 / 061
第二节　腹膜透析的原理与方式 / 064
第三节　腹膜透析异常情况的处理 / 067
第四节　腹膜透析的日常护理 / 070

第六章　肾移植手术日常护理 / 077

第一节　肾移植知多少 / 077
第二节　肾移植术前护理 / 078
第三节　肾移植术后护理 / 079

第七章　慢性肾脏病日常饮食指导 / 085

第一节　慢性肾脏病蛋白营养治疗专家共识 / 085
第二节　解密干体重 / 086
第三节　高钾血症 / 090

第四节 高磷血症 / 093

第八章 慢性肾脏病日常运动指导 / 098

第一节 散步及慢跑 / 099
第二节 球类运动 / 102
第三节 游泳 / 103
第四节 八段锦 / 105
第五节 五禽戏 / 108
第六节 太极拳 / 114

第九章 慢性肾脏病四季中医调理 / 118

第一节 春季调理 / 118
第二节 夏季调理 / 119
第三节 秋季调理 / 120
第四节 冬季调理 / 121

第十章 特殊时期的防护指导 / 122

第一节 患者防护 / 122
第二节 家属助力防护 / 123

第十一章 慢性肾脏病常见问题解答 / 125

参考文献 / 134

附录 / 136

附录一 肾内科常见实验室检查及其临床意义 / 136
附录二 常用穴位定位与作用 / 139
附录三 食物磷/蛋白含量比值表 / 143
附录四 常用饮料含磷量列表 / 148

第一章 肾脏的基本知识

第一节 肾脏在哪里

大家好！我是米博士，关于肾脏的种种知识，就由我来告诉大家吧。

首先给大家介绍一下肾脏在哪里。

伸出双手，摸摸后背，在脊柱旁的两条肌肉与最下面一根肋骨相交的区域，巴掌大小，那里面藏着肾，左右各一，外形像蚕豆。

不过，每个人的肾脏大小是不同的，正常成人肾脏约 11 cm×6 cm×3 cm大小，一般男性的肾脏比女性的稍大些，左肾略长于右肾。

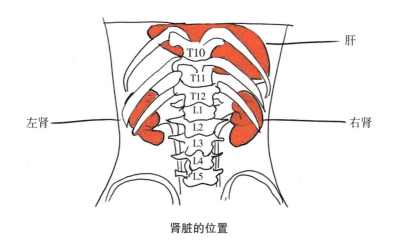

肾脏的位置

（宋慧锋）

第二节　肾脏里有什么

请大家跟我一同探秘肾脏吧！

肾脏虽小，它里面却有很多"车间"，一个肾脏就有100多万个"车间"，医学上称之为"肾单位"。

每个"车间"结构基本相同，一个"车间"里有两个小"车间"。

每个"车间"里都有肾小球、肾小囊、肾小管（近端小管、髓袢、远端小管）这些"员工"，它们根据"工种"分为两类，分别在两个小"车间"工作。

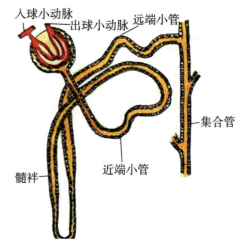

肾单位

一、过滤"车间"

肾小球和肾小囊在过滤"车间"。

肾小球就是一团毛细血管网，有入口、出口两处；肾小囊就像合十的双手紧包在肾小球外面。二者紧密合作，像个筛子，肾小球和肾小囊合称为肾小体。

血液进入肾小球后，个头大的红细胞、白细胞、血小板、蛋白质等被留在筛子上，也就是留在血液里。

个头小的肌酐、尿素、尿酸、钾、钠、氯、葡萄糖、水等被过滤到下一个"车间"，暂时离开了血液。这些被过滤掉的东西，医学上称为"原尿"。

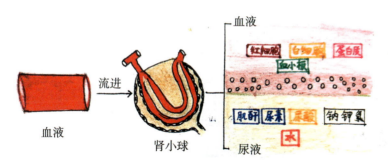

过滤"车间"

二、回收"车间"

肾小管的近端小管、髓袢、远端小管在回收"车间"等候。

原尿经肾小球、肾小囊的过滤来到了肾小管的近端小管内。

大家可别小看这些小管，它们的工作可重要了。它们会根据身体情况，把尿液中的水、钠和氯等电解质、氨基酸、葡萄糖等人体所需的成分又重新送回到血液里，医学上称之为"重吸收"。

剩下不需要的成分经过这些小管的传递，再经过肾小盏、肾大盏，最后汇聚到肾盂，这时候的尿才能叫真正的"尿液"。

尿经过肾盂，通过输尿管到达膀胱，最后排出体外。

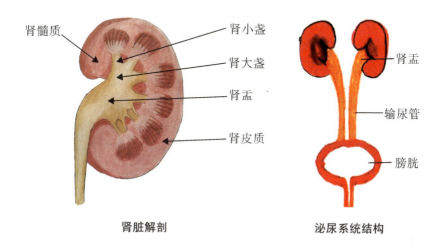

肾脏解剖　　　　　　　泌尿系统结构

（宋慧锋）

第三节 肾脏有什么作用

米博士,我是爱迪。你讲得太好了,我终于明白了,原来肾脏是这个样子,那它究竟有什么作用呢?

你可不要小看肾脏,它的功能可强大了!

一、排泄功能

一是排尿,通过生成尿液把体内过多的水分排出。正常成人每日尿量为 1 000～2 000 mL,颜色呈淡黄色。

二是排毒,排尿的同时带走体内生成的肌酐、尿素、尿酸、磷酸盐等有害的代谢废物。

因此,肾脏就是人体的"清道夫"。

二、调节功能

一是调节血压。

二是肾脏还能根据身体的情况,调节水和电解质,维持酸碱平衡稳定。电解质就是常说的钾、钠、氯、钙、磷等微量元素。肾脏对于水、钠的调节很灵活:缺水了,尿就少一点;水多了,尿就多点;钠多了,就多排点儿到尿里;钠少了,就从原尿中多"捡"回来些。

三、内分泌功能

肾脏可以分泌促红细胞生成素,升高血红蛋白(俗称"血色素")。慢性肾脏病患者出现贫血就是由于肾脏受损,丧失了这个功能。

肾脏还可以分泌一些调节血压的激素，如肾素、前列腺素等。

（宋慧锋）

第四节 慢性肾脏病的定义

我国慢性肾脏病患病率达 10.8%，即 10 个人中就有 1 个人罹患慢性肾脏病。不少慢性肾脏病可以发展成尿毒症，甚至还会导致其他脏器不同程度的损伤，严重危害人体的健康。慢性肾脏病已成为全球高度重视的公共卫生问题。

一、什么是慢性肾脏病

慢性肾脏病（CKD）的医学定义：无论何种病因，存在肾脏损伤或肾功能减退持续超过 3 个月，为慢性肾脏病。

为什么是 3 个月呢？因为 3 个月是区分急性肾脏病和慢性肾脏病重要的时间界限。一般认为，超过 3 个月的肾脏损伤不可逆；而 7 天之内的肾脏损伤或肾功能减退称为急性肾损伤，大部分肾功能可全部或部分恢复；7 天至 3 个月的肾脏损伤或者肾功能减退称为急性肾脏病，部分肾功能还可以恢复。

1. **肾脏损伤**

肾脏损伤可通过肾穿刺活检或影像学检查来判断，也可通过尿沉渣异常或尿蛋白排泄增加来推测。

2. **肾功能减退**

肾功能减退指的是肾小球滤过率下降$[<60 \text{ mL}/(\text{min} \cdot 1.73 \text{ m}^2)]$。

符合上述 2 个条件中的任意 1 个，时间超过 3 个月，就可以定义为慢性肾脏病。

二、慢性肾脏病包括哪些疾病

1. **肾小球疾病**

大部分的慢性肾脏病都可以归为这一类，其为感染、自身免疫性疾病、糖尿病、药物、肿瘤等引发的肾小球异常。例如，大家比较熟悉的 IgA 肾病、膜性肾病、局灶节段性肾小球硬化症、肾小球微小病变、糖尿病肾病都可以归为肾小球疾病，是肾小球出现各种不同程度的病理损伤。

2. 肾血管性疾病

肾血管性疾病是指因高血压、动脉粥样硬化、缺血、血管炎、血栓性微血管病等引起的肾血管性病变。

3. 肾小管间质疾病

肾小管间质疾病是指因尿路感染、结石、阻塞、药物毒性引起的肾小管间质损害。若为单纯的尿路感染、肾结石，未引发肾脏受损，不归为慢性肾脏病；但若尿路感染引起肾脏皮质瘢痕、结石引起肾脏积水，出现肾脏受损的表现，则归为慢性肾脏病。

4. 多囊肾

多囊肾是一种遗传性肾病，病变肾脏内部出现很多囊泡状的结构，一旦发病，无法治愈。常伴发多囊肝。

5. 有肾移植史

肾移植成功后，换了健康的肾脏，仍然归属于慢性肾脏病。

三、如何通过检查推断肾脏受损

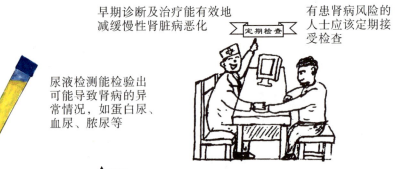

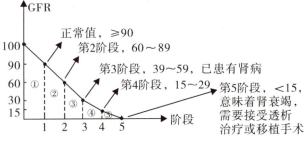

慢性肾脏病分期

1. **实验室检查**

(1) 血液检查：血常规检查结果可表现为红细胞、血红蛋白减少，血细胞比容下降。

(2) 尿常规检查：尿常规检查有助于确定慢性肾脏病的病因，依据尿液检查结果来协助诊断。

尿常规检查结果可有不同程度的血尿、蛋白尿、管型尿，以及尿比重下降等。镜检下，红细胞管型一般提示肾小球肾炎，白细胞及颗粒管型一般提示间质性肾炎，嗜酸细胞阳性提示药物导致肾间质损伤。注意尿常规检查应在输液或是服用利尿药物（如呋塞米等）之前进行，否则会影响结果。

(3) 肾功能检查：检查血液中的肌酐和尿素氮的水平，依据结果进行诊断及临床分期。肌酐、尿素氮等代谢性废物水平升高时，提示可能存在肾功能异常，且伴有内生肌酐清除率（creatinine clearance rate，Ccr）和肾小球滤过率（glomerular filtration rate，GFR）下降。

2. **影像学检查**

X线平片、B超、CT等影像学检查，可显示肾脏是否增大或萎缩、泌尿道是否堵塞等，以明确泌尿系统有无器质性改变，协助病因筛查。

3. **病理学检查**

经皮肾穿刺活检：通常进行局部麻醉，并且在超声引导下，经体表穿刺肾脏，取出肾脏组织进行病理检查，以帮助确定导致慢性肾脏病的病因。此外，肾移植之后，医生可以通过此检查判断是否出现排异反应。

肾穿刺可以明确得到肾脏损伤的证据；通过尿常规检查、影像学检查，医生也可以推断是否存在肾脏损伤。例如，尿蛋白超标，白蛋白尿可能反映肾小球损伤；尿沉渣检查发现异常形态红细胞，可能反映肾小球损伤（有些虽然潜血阳性，但没有异常尿红细胞，这种情况不能推断肾小球损伤）；B超、CT影像学检查可发现多囊肾、肾积水、肾脏强回声、肾体积萎缩等异常。

（鲁鹏）

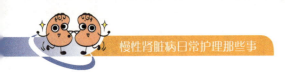

第五节 慢性肾脏病的病因

我国慢性肾脏病患者那么多,这个病是由什么原因引起的呢?又该如何进行预防?

引起慢性肾脏病的原因有很多,可简单归纳为以下10种。

一、慢性肾脏病的常见原因

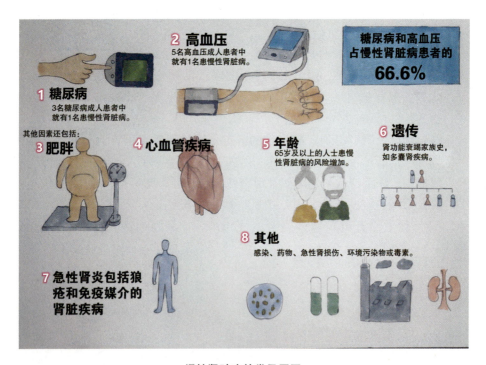

慢性肾脏病的常见原因

1. 糖尿病肾病

若血糖升高得不到有效控制，大约5年后就会发生糖尿病肾病。最新统计资料显示，糖尿病已超过肾小球肾炎成为我国慢性肾脏病的第一大病因。目前，我国糖尿病的患病率为11.2%，且具有逐年升高的趋势，预计糖尿病肾病的患病率也会随之明显升高。

2. 慢性肾小球肾炎

慢性肾小球肾炎也就是常说的慢性肾炎，包括多种类型，在我国最常见的是IgA肾病和膜性肾病。IgA肾病因反复呼吸道感染形成感染复合物，随血液循环流至肾脏，人体免疫系统在清理这些复合物时误伤肾脏所致；膜性肾病因环境污染或某些病毒感染改变肾脏滤过膜的特性，人体免疫系统误认为"变性"的滤过膜是外来物，清除的同时损伤肾脏所致。

3. 高血压肾病

高血压肾病和糖尿病肾病相似，如果升高的血压得不到有效控制，5~10年就会发生高血压性肾脏病。目前，我国高血压的患病率居高不下且逐年升高，甚至有可能超过肾小球肾炎而成为慢性肾脏病的第二大病因。

需要注意的是，无论是原发性高血压，还是发生肾脏病后导致的肾性高血压，只要血压居高不下，肾功能就会逐渐受损。因此，高血压是所有肾脏病加重的因素，而控制血压是各种肾脏病最主要的治疗措施。

4. 自身免疫性疾病肾损害

常见的自身免疫性疾病有系统性红斑狼疮、系统性小血管炎、类风湿性关节炎、强直性脊柱炎、干燥综合征等。可以说，几乎所有的自身免疫性疾病都会损害肾脏。

5. 痛风性肾病

血尿酸高不仅可损伤关节引起痛风性关节炎，还常常累及肾脏引起尿酸性肾结石和高尿酸肾病（痛风性肾病），随着高尿酸血症的患病率越来越高，痛风性肾病也随之增加。

6. 药物性肾损害

易导致肾损害的药物有解热镇痛药、抗生素、某些中药、造影剂、化疗药等。

7. 慢性肾盂肾炎

反复发作的尿路感染可逆行导致肾脏损伤。由于解剖特点，女性较男性更容易发生尿路感染。

8. 梗阻性肾病

肾和输尿管结石、输尿管狭窄、男性前列腺增生等原因导致尿路梗阻，可使尿液反流引起肾脏损伤。

9. 缺血性肾脏病

高血压、高脂血症、抽烟、糖尿病等导致全身动脉粥样硬化，包括肾动脉粥样硬化狭窄（一般发生在单侧），致肾脏缺血、损伤直至肾萎缩。

10. 肿瘤相关性肾病

人体对某些肿瘤（如肺癌、胃癌、乳腺癌和结肠癌等）产生的抗体可能对肾脏产生免疫损伤。肿瘤相关性肾病常常表现为肾病综合征，有时很难与原发性肾病综合征区别。此外，多发性骨髓瘤是一种血液系统疾病，产生的异种蛋白会导致肾脏损伤。

二、如何预防慢性肾脏病

人体共有240万个肾小球，而参与日常工作的仅占小部分；此外，肾脏对损伤的自愈能力很强，只要不对肾脏持续伤害，即是对肾脏最好的保护。

1. 少吃盐，多喝水

盐摄入过多可增加肾脏负担，而低盐、多喝水可增加尿量，降低药物和代谢废物（如尿酸）在肾脏的浓度，继而减轻对肾脏的伤害。

2. 低脂、适量蛋白饮食

一方面，蛋白质等营养物质对人体是必需的；另一方面，我们常说的代谢废物如肌酐、尿素氮、尿酸等都是肉类包括海鲜等蛋白类食物的代谢产物，因此，高蛋白饮食也会增加肾脏的负担。

3. 严格控制"四高"

高血压、高血糖、高血脂和高尿酸并称为"四高"，对肾脏有直接的损害。相关临床指南对"四高"都有明确的控制标准，严格控制"四高"是最好的保肾措施。

4. 避免滥用药

擅自混用药物，迷信"偏方""神药"都是不正确的，应遵医嘱用药。

5. 定期体检

无论任何疾病，早发现、早治疗才能有好的治疗效果。对肾脏而言，尿常规检查既有价值又简单易行。为了早发现肾脏疾病，应定期进行尿常规及其他相关检查。

（鲁鹏）

第六节 慢性肾脏病的分期

慢性肾脏病分期是指根据肾小球滤过率、内生肌酐清除率及血肌酐水平等肾功能指标的不同进行分期。对慢性肾脏病进行分期可了解患者慢性肾脏病所处阶段,从而确定防治目标并采取合理的治疗措施。

一、疾病分期

根据美国肾脏基金会相关指南,按照肾小球滤过率指数,临床将慢性肾脏病分为5期;3~5期为慢性肾功能衰竭(CRF),是各种慢性肾脏疾病持续进展的结局,以肾功能减退、代谢产物潴留、机体内环境失衡为主要表现;5期即常说的"尿毒症"期,若未及时治疗可危及生命。目前,尿毒症的主要治疗方式为血液透析、腹膜透析等。

慢性肾脏病分期

分期	特征	GFR [mL/(min·1.73m^2)]
1期	GFR 正常或升高	≥90
2期	GFR 轻度降低	60~89
3a期	GFR 轻到中度降低	45~59
3b期	GFR 中到重度降低	30~44
4期	GFR 重度降低	15~29
5期	终末期肾病	<15 或透析

二、各期典型症状

1~3期:患者可能无症状,或仅仅表现为乏力、食欲不振、夜尿增多、腰酸等不适;少数患者症状稍严重,表现为恶心、呕吐、轻度贫血、水肿等。

4期：随着病情进展，肾脏进一步损害、临床症状加重，多系统并发症凸显。患者出现精神萎靡、肌肉抽搐和抽筋、下肢肿胀、皮肤瘙痒等症状，可能出现消化道出血、胸痛、呼吸急促、不能平卧、高血压难以控制等症状。

5期：患者一般表现为尿毒症相关症状，可出现心力衰竭、消化道出血、精神异常、肌无力、感觉神经障碍等，严重者有生命危险。

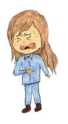 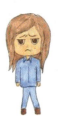 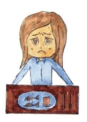 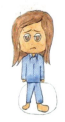

1. 恶心呕吐　　2. 疲倦　　3. 食欲不振　　4. 眼睛、脚踝浮肿

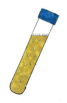 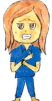 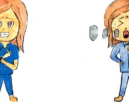 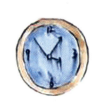

5. 小便起泡　　6. 持续皮肤瘙痒　　7. 呼吸急促　　8. 失眠及夜尿频繁

慢性肾脏病的典型症状

三、伴随症状

慢性肾脏病可伴随原发疾病的症状，如高血压、糖尿病等症状。

（鲁鹏）

第七节 慢性肾脏病的异常信号

早期的肾病都有哪些症状呢？真的无法预测吗？

由于肾病早期没有任何征兆，往往容易被人们忽视。因此，肾病经常被称为"沉默的杀手"。本节我们就来讲讲肾病早期的异常信号，并教你如何有效预防。

一、慢性肾脏病的异常信号

1. 体检发现蛋白尿和血尿

蛋白尿、微量白蛋白尿或者血尿，都是提示肾脏病的重要线索。如果体检发现上述情况，应去医院肾脏内科就诊，检查有没有肾脏病。

蛋白尿和血尿也可见于非肾脏疾病，因此要注意鉴别。

2. 血肌酐升高或者偏高

血肌酐是最常用于反映肾功能情况的指标，但其敏感性不高，血肌酐值一旦高于正常，表明肾功能已下降一半左右。必须强调的是，血肌酐没有超过正常值但是在正常值范围内偏高，往往也提示肾功能明显减退，尤其是女性和老年人，对此应特别注意。

尿常规加肾功能检查是筛查肾脏疾病的必备组合。

3. 尿中出现泡沫

尿中蛋白含量较高时，可以看到尿中泡沫增多，尿泡沫细小且不容易消散。有时正常人尿中也可能出现泡沫，因此发现尿泡沫增多时，应做尿常规检查以明确是否有蛋白尿。

4. 水肿

肾脏病的突出特点是水肿。水肿往往先发生于下肢、上眼睑或者腰骶部。出现水肿时，应该进一步检查尿常规、肝功能和肾功能。

5. 血压升高

高血压和肾脏病是"孪生兄弟"。长期的高血压会造成肾脏损害，被称为高血压肾病；而肾病也会引起高血压，二者互为因果。如果体检发现高血压，记得多留意下有无肾脏疾病，高血压人群要定期筛查肾病。

6. 胃口差或恶心呕吐

患肾病综合征时会发生胃肠道水肿，出现胃口差、腹胀等消化功能紊乱的症状。当患者发生肾功能衰竭时，血中尿素氮增高，肠道中细菌的尿素酶会将尿素分解为氨，氨能刺激胃肠道黏膜，引起恶心、呕吐。因此，有不明原因恶心、呕吐时，应检查一下肾功能。

7. 贫血

肾脏除了有排泄代谢废物的功能外，还有分泌促红细胞生成素的功能，促红细胞生成素可刺激肾脏造血。发生慢性肾功能衰竭时，肾脏分泌促红细胞生成素减少，引起肾性贫血。故对于不明原因的贫血，需要警惕肾脏疾病。

8. 尿量减少或过多，夜尿增多

正常人24小时总尿量为1 500～2 000 mL，尿量明显减少（24小时少于400 mL）常提示肾功能严重受损。健康人白天排尿次数为4～6次，夜间一般不起夜排尿或只起来1次，如果夜间尿量明显增多，往往提示肾脏的尿液浓缩功能下降，此时应进一步检查肾小管和肾小球功能。

9. 疲乏无力、面色晦暗

慢性肾功能衰竭患者常有特征性的"肾病面容"，这是因为肾功能受损时，很多代谢废物难以通过尿液排泄，加上促红细胞生成素分泌减少引起肾性贫血，就可能会出现精神不振、疲劳、乏力、面色晦暗等情况。

10. 腰痛

肾实质发生感染或肾盂肾炎时，患者会出现腰痛和发热，部分患者还会出现尿频、尿急、尿痛。尿路结石或其他原因（如尿路肿瘤）引起尿路梗阻时，患者也会出现腰痛。因此，腰痛时应去肾脏专科就诊。

需要强调的是，腰痛不一定就是肾脏病。

老百姓常说的腰痛是泛指整个腰背部，甚至腰骶部的疼痛。肾实质并无感觉神经分布，是无痛感的，而患者感受到的肾区痛多是由于肾被膜、输尿管及肾盂等受牵扯发生的疼痛。部分肾炎、肾病综合征患者仅有腰部轻微不适，呈腰酸感，很少出现明显腰痛。

二、科学护肾

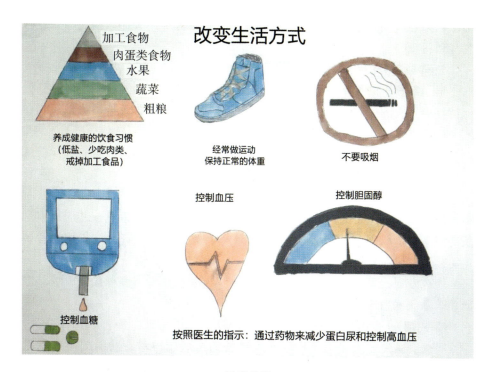

科学护肾

1. 进行适当的运动

多运动有助于降低血压,进而降低慢性肾脏病风险。为了肾脏健康,应积极进行适当的运动,步行、跑步和骑自行车都是不错的运动方式。

2. 控制血糖

糖尿病患者应定期测量血糖,保持血糖稳定,才有可能确保肾脏功能正常。

3. 控制血压

标准血压是指收缩压为 90～139 mmHg,舒张压为 60～89 mmHg。血压是指血液在血管内流动时,作用于单位面积血管壁的侧压力。人体的血压并不是一个恒定不变的稳定值,会随着年龄、身体健康状况而变化。另外,血压值也跟测量的仪器、测量时间等有关。

成人每天早晨起床时的血压会比晚上高,在剧烈运动或情绪激动时血压也会升高，男性比女性血压稍高。血压过高或过低都对人体健康不利。患者日常应作息正常、劳逸结合、戒烟、戒酒，保持良好的生活习惯，保持正常的血压值。

如果患者同时患有糖尿病、高脂血症或心血管疾病，那么高血压就更容易导致肾损伤。

4. 养成良好的饮食习惯

科学饮食有助于预防糖尿病、心脏病及与慢性肾脏病相关的其他疾病。保持健康饮食的关键之一是减少食盐摄入量，建议每人每天盐摄入量控制在 5～6 g（约 1 茶匙）。

为了有效减盐，还应尽量限制加工食品和餐馆食品的摄入量。选择新鲜食材，自己准备饭菜，也是减盐的好方法。

5. 多喝水

虽然多项临床研究并未就理想饮水量及其他饮料摄入量达成共识，但是长期以来的传统观点一直建议每天摄入 1.5～2.0 L 水（肾病终末期患者饮水需适量，应注意控水）。

研究发现，大量饮水有助于肾脏排出钠、尿素和身体多种代谢废物，进而显著降低罹患慢性肾脏病的危险。

6. 戒烟

吸烟会减慢肾脏供血速度，流入肾脏的血液越少对肾功能的影响就越大。吸烟还会使肾癌危险增加约 50%。

7. 不要经常服用非处方药

若经常服用布洛芬等非甾体抗炎、镇痛药，则易导致肾损伤和肾病。即使肾脏相对健康，也建议只在紧急情况下服用止痛药。

如果需长期服用药物应对关节炎或背痛等慢性疼痛，最好在医生指导下，采取不易引起肾脏损害的镇痛方法。

8. 高风险人群应常做体检

如果存在一种或多种肾病高危因素，包括糖尿病、高血压、肥胖症、父母一方或其他家庭成员有肾病等，应定期去医院检查肾功能，以便及早发现病情。

（鲁鹏）

第二章　慢性肾脏病日常用药指导

第一节　降压药的使用

常用的降压药有哪些？

常用的降压药有四大类：钙拮抗剂、血管紧张素转换酶抑制剂、血管紧张素Ⅱ受体阻滞剂、β受体阻滞剂。

一、钙拮抗剂

钙拮抗剂以氨氯地平为代表。其优点是降压起效快、效果强，个体差异小，除心力衰竭外较少有治疗禁忌；其缺点是可能会引起心率加快、面色潮红、头痛和下肢水肿等。老年患者动脉硬化程度高，其高血压以收缩压升高为主，脉压差大，最好选用苯磺酸氨氯地平和非洛地平等钙离子拮抗剂。

二、血管紧张素转换酶抑制剂

短效的血管紧张素转换酶抑制剂有卡托普利，长效的有贝那普利、福辛普利等。其优点是起效快，降压效果逐渐加强，尤其适用于糖尿病患者及心血管等靶器官损害者；其不良反应是刺激性干咳和血管性水肿，肾功能衰竭患者应注意高血钾的发生。

三、血管紧张素 II 受体阻滞剂

此类药宜空腹服用，起效缓慢、持久、平稳，副作用少，尤其适用于肾脏损害所致的继发性高血压。

四、β 受体阻滞剂

β 受体阻滞剂起效较迅速，适用于心率较快或合并心绞痛的患者，其主要副作用是心动过缓和传导阻滞。年轻人血管弹性好，合并高血压以舒张压升高为主，脉压差小，如心率偏快可选择 β 受体阻滞剂，如美托洛尔、酒石酸美托洛尔等。

（马艳丽）

第二节　降糖药的使用

常用的降血糖药物有哪些？

常用的降血糖药物有四大类：双胍类、格列奈类、α－糖苷酶抑制剂、列净类。

一、双胍类降糖药

双胍类降糖药的代表药物有二甲双胍，是糖尿病治疗的基石和首选用药。本类药主要适用于慢性肾脏病 1～2 期，3 期应减量。普通片在餐中或餐后立刻服药，可以减少药物对胃肠的刺激。肠溶片应在餐前半小时服用，须整片吞服。长期服用二甲双胍可引起维生素 B_{12} 水平下降。

二、格列奈类降糖药

格列奈类降糖药的代表药物有瑞格列奈。本类药起效快，作用时间短，可有效控制餐后血糖，且不增加低血糖风险，主要用于控制餐后高血糖，进餐时服药，不进餐则不服药，特别适用于饮食不规律者。

三、α-糖苷酶抑制剂

α-糖苷酶抑制剂的代表药物有阿卡波糖。本类药必须随餐服用，否则无法起效，一般建议吃第一口饭时服药。

四、列净类降糖药

列净类降糖药的代表药物有达格列净、恩格列净和坎格列净，是最新的一类降糖药，刚进入中国市场。本类药可以抑制肾小管对葡萄糖的重吸收，加速糖从尿中的排泄，降糖作用非常显著，而且不发生低血糖，还有利尿、降压、减重和心血管保护作用；为长效药，每天早晨服用1次，不受进食影响。

慢性肾脏病1~5期和透析患者一般使用短效胰岛素类似物，如诺和锐（门冬胰岛素）、优泌乐。餐前15分钟或餐后立即服药。

需要注意的是，正常人体内的胰岛素有30%~40%在肾脏中代谢，肾功能衰竭患者，其胰岛素的需要量会减少，因此应减少或者停止使用降糖药，尤其在透析前，以避免低血糖的发生。

糖尿病肾病患者推荐血糖控制水平

控制项	治疗目标值
空腹血糖	<140 mg/dL（7.8 mmol/L）
1小时餐后血糖	<200 mg/dL（11 mmol/L）
糖化血红蛋白	控制在7%~8%

（马艳丽）

第三节　降血脂药的使用

常用的降脂药有哪些?

常用的降脂药有两大类：他汀类、贝特类。

一、他汀类降血脂药

他汀类降血脂药主要用于胆固醇升高的高脂血症，是临床常用的降脂药。阿托伐他汀、瑞舒伐他汀、匹伐他汀、普伐他汀、辛伐他汀成为他汀类药物的主力，其副作用主要是损害肝功能。以阿托伐他汀为例，其起始剂量为每天 10 mg，药效持续时间长，可在一天中任何时间服用，推荐晚上睡前 1 小时服用。

二、贝特类降血脂药

贝特类降血脂药是以甘油三酯升高为主的高脂血症的首选药，如非诺贝特。此类药物易导致结石，胆结石、胆囊病患者慎用。

（马艳丽）

第四节 降尿酸药的分类

高尿酸血症是指在正常嘌呤饮食状态下,非同日2次空腹血尿酸水平在男性高于 420 μmol/L,女性高于 360 μmol/L,即称为高尿酸血症。

常用降尿酸药物有哪些?

常用的降尿酸药有三大类:抑制尿酸生成的药物、促进尿酸排泄的药物、碱化尿液的药物。

一、抑制尿酸生成的药物

抑制尿酸生成的药物有别嘌醇和非布司他。别嘌醇疗效显著、价格低廉,尤其适用于尿酸生成增多型患者。无症状高尿酸血症患者若因禁忌证或其他原因不能使用别嘌醇时,可以选择非布司他,尤其适用于合并慢性肾脏病患者。

二、促进尿酸排泄的药物

促进尿酸排泄的药物有苯溴马隆和苯碘达隆,严重慢性肾脏病患者使用效果较差,可为备选药物。

三、碱化尿液的药物

碱化尿液的药物主要为碳酸氢钠。肾功能衰竭导致酸性产物在体内蓄积，造成酸中毒，由于血液透析是间断进行的，但体内酸性物质的产生却是连续的，因此可服用碱性药物碳酸氢钠，以持续中和体内产生的酸性物质，纠正酸中毒。

（周燕青）

第五节　认识促红细胞生成素

为什么慢性肾脏病患者需要使用促红细胞生成素？

肾性贫血是指肾脏各类疾病造成促红细胞生成素（简称"促红素"）的产生相对或绝对不足，以及尿毒症患者血浆中的一些毒性物质干扰红细胞的生成代谢而导致的贫血。慢性肾脏病患者大多存在肾性贫血，需要额外补充促红素。

促红素类药物主要有重组人促红素注射液、重组人促红素-β注射液、注射用重组人促红素等。促红素主要不良反应为高血压、血栓形成和癫痫。用药期间应监测血压，定期查血红蛋白和肝功能。该药应置于2～8℃冰箱内冷藏、避光保存。

慢性肾脏病肾性贫血患者建议皮下注射促红素，已接受血液透析治疗的患者可采用静脉或者皮下注射方式给药。但与等效的静脉给药相比，皮下注射可以减少药物用量。

（周燕青）

第六节 铁剂家族

为什么很多慢性肾脏病患者要补铁？

铁剂和促红素都是红细胞生成所必需的元素，因此，在应用促红素治疗贫血的同时需要补充铁剂和叶酸。

国内静脉使用的铁剂主要是蔗糖铁和右旋糖酐铁，推荐使用蔗糖铁。口服的铁剂主要有多糖铁复合物、硫酸亚铁、枸橼酸铁等。

口服补铁和静脉补铁的优缺点：静脉铁剂适应证为口服铁剂吸收不良、不能耐受口服铁剂、铁需求量超过口服铁最大使用量，或患者对口服铁剂的依从性不好。非透析患者及腹膜透析患者可先试用口服补铁剂，或根据铁缺乏状况直接应用静脉铁剂治疗；血液透析可优先选择静脉途径补铁。

口服补铁时为避免胃肠道反应，一般不应将铁剂与食物同服；服用铁剂的同时建议服用维生素 C 可促进铁的吸收；与抗酸剂同用时，应在服用抗酸剂前 2 小时或服用后 4 小时服用铁剂。此外，应用铁剂一般会出现黑便，无须紧张，但要和消化道出血引起的黑便相区别。

（周燕青）

第七节 磷结合剂的使用

血磷高是怎么回事？怎样降磷？

高磷血症是慢性肾脏病的常见并发症。改善全球肾脏病预后组织（KDIGO）相关指南指出：成人的血磷正常值范围为 2.5～4.5 mg/dL（0.81～1.45 mmol/L），超过正常血磷水平的上限值，即可诊断为高磷血症。

一、如何选用降磷药物

目前，磷结合剂分为传统磷结合剂和新一代不含钙铝的磷结合剂两大类。

1. 传统磷结合剂

（1）含钙磷结合剂（碳酸钙、醋酸钙）：碳酸钙、醋酸钙因其价格低廉、疗效可靠，被临床广泛使用。但若想发挥良好的降磷作用，每次需要服用的片数较多，较不方便。

（2）含铝磷结合剂（氢氧化铝）：此类药是第一代磷结合剂，因其价格低廉、降磷效果显著，曾被临床广泛应用，但长期使用会导致铝在神经系统、骨骼等器官的蓄积，出现痴呆、骨软化、难治性小细胞性贫血等并发症。

2. 新一代不含钙铝的磷结合剂

碳酸镧、盐酸/碳酸司维拉姆是新一代不含钙铝的磷结合剂，在体内与磷有高度的亲和力，作用迅速，疗效显著。

二、服用降磷药期间的注意事项

磷普遍存在于食物中，当食物被摄入时，磷在胃部或肠道食物中被释放出来，在小肠被人体吸收进入血液。服用的磷结合剂像磁铁一样在胃肠道将磷吸附住，再经粪便排出体外，从而减少人体对磷的吸收，起到降低血磷的目的。以碳酸镧为例，应随餐嚼服，牙齿功能不好者可将其事先碾碎。司维拉姆则应该整粒随餐吞服，切勿空腹服药。

> **温馨提示**
>
> 含钙磷结合剂和碳酸镧一定要研成粉末或者嚼碎随餐吞服，不含钙铝的磷结合剂司维拉姆则需要整粒随餐吞服。

（周燕青）

第八节 什么是左卡尼汀

一、左卡尼汀是什么

左卡尼汀又称左旋肉碱，是美国国家肾脏病基金会指定的治疗透析相关左卡尼汀缺乏症唯一安全有效的药物。

二、为什么要用左卡尼汀

成人体内约有 20 g 左卡尼汀，其主要分布于心肌和骨骼肌。人体自身能合成 25% 的左卡尼汀，其余的 75% 则需要通过外源性的食物获取。肾功能不全患者无法正常合成左卡尼汀，严格控制饮食也使左卡尼汀的来源不能保证，而透析患者透析时左卡尼汀容易随透析液排出体外，造成左卡尼汀的进一步缺失。

左卡尼汀缺乏可产生一系列的并发症状，如心肌病、骨骼肌病、心律失常、高脂血症、低血压及透析中肌肉痉挛等，称为透析相关左卡尼汀缺乏症，其严重影响患者的生活质量。

三、如何补充左卡尼汀

每次血液透析后使用左卡尼汀，一般一次用 1 g 即可，一周使用 2～3 次，使用次数和剂量根据个人情况而定。需要注意的是，接受胰岛素或口

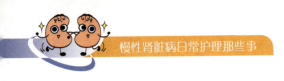

服降糖药物治疗的糖尿病患者,给予左卡尼汀可造成低血糖症。此外,左卡尼汀有可能诱发癫痫,且含少量乙醇,癫痫患者和对乙醇过敏的患者要慎用。

(周燕青)

第九节 治疗继发性甲状旁腺功能亢进药物

医生说我有甲状旁腺功能亢进,用什么药物好呢?

很多慢性肾脏病维持性透析的患者会出现继发性甲状旁腺功能亢进,这个时候就要根据个体血钙水平选择用药,可以选择碳酸钙或者骨化三醇冲击治疗,也可以选择盐酸西那卡塞,还可以静脉使用帕立骨化醇。

一、骨化三醇

骨化三醇是维生素 D_3 经肝脏和肾脏羟化酶代谢为抗佝偻病活性最强的 1,25 - 二羟代谢物。它能促进肠道钙的吸收;刺激原有的成骨细胞活性或加速形成新的成骨细胞,从而促使骨的吸收,使血中钙、磷转移至骨细胞;促进肾脏近曲小管对钙和磷的吸收,使血钙、血磷浓度提高。口服后其由小肠迅速吸收,不需代谢活化,部分由肾脏降解。患者进行冲击治疗时应定时检测血钙水平,及时调整用药。

二、盐酸西那卡塞

口服给药时,盐酸西那卡塞初始剂量为成人 25 mg(1片),每日1次。药品应随餐服用,或餐后立即服用。药品需整片吞服,不建议切分后服用。

遵医嘱规律用药期间单次漏服又还没到下一次预定服药时间时,可立即补服。如果漏服已经快到下一次预定服药时间,则无须补服。

三、帕立骨化醇

帕立骨化醇是一种人工合成的具有生物活性的维生素 D 类似物,用于治疗接受血液透析的慢性肾功能衰竭患者的继发性甲状旁腺功能亢进。可经血液透析通路给药,给药频率不超过隔日 1 次,在透析过程中的任何时间均可给药。本品最常见的不良反应为高钙血症,如果出现具有临床显著意义的高钙血症,而患者正在接受某种含钙磷结合剂,则应减少含钙磷结合剂的剂量或中止使用含钙的磷结合剂。本品含有乙醇,每次给药的乙醇含量最高可达 1.3 g,可对乙醇中毒患者造成损伤。孕妇、哺乳期妇女、儿童和高危人群(如肝病或癫痫患者)应用此药时应予以重视。西那卡塞联合帕立骨化醇治疗血液透析后的继发性甲状旁腺功能亢进的疗效确切,其能够缩小甲状旁腺体积并降低全段甲状旁腺激素的水平,减少药物不良反应。

(周燕青)

第三章 慢性肾脏病常见检查指导

第一节 血压的测量

在慢性肾脏病患者中,高血压发生率近90%。血压测量是评估血压水平、诊断高血压及观察降压疗效的主要手段。

通常采用间接方法在上臂部位测血压,如果在其他部位测量血压需要加以注明。由于血压具有明显的波动性,需要非同日多次反复测量才能判断血压是否升高。血压测量不正确可能导致患者被误诊为高血压或者使降压药方案调整不准确,从而导致患者血压控制不良,甚至发生心血管并发症,因此准确测量血压尤为重要。

血压的正常参考范围:收缩压90～140 mmHg,舒张压60～90 mmHg。

米博士,您好。我是丽叶,请问如何正确测量血压呢?

一、血压测量工具——血压计

血压测量工具有水银血压计和电子血压计两类。水银血压计准确性最高,但也是测量难度最大的一种,不适于家用。电子血压计使用简单、方便,适合患者使用。电子血压计有臂式和腕式两种,臂式的比腕式的更准确;腕式血压计更方便,适合上班族。电子血压计需要定期检查校准,以保持其准确性,校准周期一般是一年。

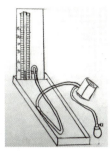 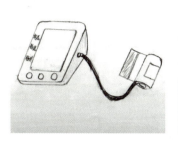 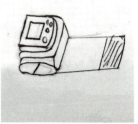

水银柱血压计　　　　臂式血压计　　　　腕式血压计

血压计种类

二、血压测量方法

测量部位要与心脏处于同一水平线，袖带松紧度要适宜，以刚好能塞入两指为宜。

三、血压测量时间

上午6—10点、下午4—8点是一天当中血压最高的两个时间段。建议晨起、中午、晚上睡前测量血压，或吃完降压药1小时之后复测血压，若出现头晕、头痛，可随时进行测量。

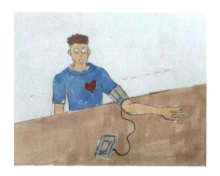

正确测量血压方法

温馨提示

血压偏高的因素有很多，如刚运动完、身体不适、情绪激动或者服用特殊的药物（如糖皮质激素、含甘草类及有复方感冒片成分的药物）。因此在测量血压前，最好先保持静息状态5分钟，然后再进行血压的测量。

（彭文渝　詹江红）

第二节 血糖监测

糖尿病肾病是糖尿病患者的常见并发症之一，发病率在我国呈逐年上升的趋势，目前已超过肾小球肾炎，成为慢性肾脏病的首要病因。

血糖正常范围：空腹血糖 3.9～6.1 mmol/L，餐后血糖≤7.7 mmol/L。

空腹血糖：是指在隔夜空腹（至少 8～10 小时未进任何食物，饮水除外）后，早餐前所检测的血糖值，是诊断糖尿病的重要依据。对于糖尿病患者而言，该值可表明降糖药的疗效，以指导糖尿病患者的用餐量。

餐后血糖：一般是指早、中、晚餐后 2 小时测定的血糖，是早期诊断糖尿病的重要指标。其有助于早期干预，降低糖尿病发病率。对于糖尿病患者而言，餐后血糖反映进食与降糖药的使用是否合适，是糖尿病控制是否达标的敏感指标。

温馨提示

（1）患者应做好血糖监测日记，包括血糖测定时间、血糖值、进餐时间、进餐量、运动时间、运动量、用药量、用药时间及一些特殊事件的记录。

（2）使用 75% 酒精消毒，待酒精干后方可进行采血，不能使用含碘的消毒液。

（3）采血用具不可重复使用。

（4）避免扎指尖采血，指尖的神经末梢丰富，比较敏感。可扎指腹或指腹侧面离指甲较近的地方，疼痛感明显减弱。最好采取轮流依次或方便好记的方法，多个手指轮换采血。

第三节 尿液检查

尿液检查是为了分析尿液中的各种蛋白、氨基酸、酶、激素等成分,从而对泌尿系统疾病进行诊断与疗效观察,同时还可用于对人体健康状态的评估,以及筛查有无肾、肝、胆疾病和糖尿病等,以达到早期诊断及预防疾病的目的。

新鲜的正常尿液表现为无色透明状,或淡黄色,或琥珀色,尿液清亮,没有局部沉淀、浑浊,且没有明显异味。

饮水多时,尿液如白开水,是无色的;饮水少或出汗多时,尿液可呈啤酒似的黄色,这些情况都是正常的。

人体的正常尿液量是 24 小时 1 000～2 000 mL,平均为 1 500 mL。但由于人们的饮水量不同,只要每天的尿量为 400～2 500mL 都属于正常。一天的尿量若少于 400 mL,就是少尿的表现;少于 100 mL 属于无尿;而多于 2 500 mL,则属于多尿。

一、尿液检查的作用

(1) 检测尿液比重、尿液酸碱度是否正常。

(2) 检测尿液中的红细胞数值是否正常,若红细胞值明显增高,提示有血尿,应考虑感染、结石、肿瘤等疾病的可能。

(3) 检测尿液中的白细胞数值是否正常,若白细胞值增高,可以帮助判断是否存在泌尿系感染。

(4) 检测尿液中的胆红素、尿胆原等数值是否正常。

(5) 检测尿糖、尿酮体数值是否正常。

(6) 检测尿液中的蛋白质数值是否正常。若尿蛋白值增高,提示可能存在肾炎或肾病综合征等。

(7) 检测尿中是否有细菌存在。

二、尿液检查的类型

大家好,我是美小护,尿液检查有好几种类型,但并不是每一种都需要做。医生会根据患者的病情,要求其做所需的尿液检查。

尿液检查的类型

标本类型	分析项目	应用理由
晨尿（最常见）	尿蛋白、尿沉渣、细菌培养、亚硝酸盐、葡萄糖	尿液浓缩酸化,有形成分保存好,易于检查出;但在膀胱停留时间长,硝酸盐及葡萄糖易分解
随机尿	pH、比重、葡萄糖、蛋白、酮体、亚硝酸盐、白细胞、隐血、胆红素、尿胆原、尿沉渣	方便患者,受饮食、运动、药物量等多种因素影响
下午2~4点尿	尿胆原	增加试验敏感性,发现轻微病变
12小时尿	Addis计数	沉淀物中有形成分计数
24小时尿	糖、蛋白、电解质、激素等代谢产物定量测定	可克服因不同时间排出量不同的影响

三、尿液留取时的注意事项

尿液检查项目不同,尿标本留取的要求和处理也不同。所有尿标本收集都要使用干净容器,尿沉渣镜检原则上留取晨起后第一次尿液（晨尿）的中段尿,也可留取随机尿的中段尿;晨尿标本也适用于尿液其他项目检查（24小时尿液检查项目除外）;肾小管浓缩与稀释功能的测定须禁水、禁食12小时后排尿,继续禁水、禁食1小时,留取第13小时的尿液进行检测。尿标本收集后要及时送检及检查,避免强光照射。尿标本留取时还要注意以下特殊情况:①女性患者应避免在月经期内留取尿液标本。②肉眼血尿标本不应进行尿液检查（尿沉渣除外）。③如果服用的药物影响尿液检查,应在停药后留取标本。④若是白色浑浊的乳糜尿,要待尿液澄清后再留取标本。

（詹江红　钟佳渝）

第四节 血液检查

血液检查是通过血液分析了解贫血等血液疾病、胆固醇、糖尿病、钙含量、各种感染、肾功能、肝功能等方面情况的检查。

血液检查是最常见的化验内容之一,医生可利用检查结果诊断,判断治疗效果,或筛查一些疾病。

维持性血液透析患者是血液感染和血液传播疾病的高危人群,因此,按国家相关法律法规的要求,应定期复查相关传染病指标。

有部分患者在规律的血液透析后,情况明显好转,其食欲、体力基本无异于正常人,于是认为只要按时透析就行了,没有必要再做什么检查。实际上,这犯了一个很大的错误,因为透析并不能解决尿毒症带来的所有问题,有的问题必须应用药物解决,而且应定期调整用药方案。

一、血液透析室常规血液检查项目

血液透析室常规血液检查项目

血液检查项目	频率	意义
肾功能、生化	每3个月检查1次	(1)肾功能检查:便于了解透析的充分性,指导用药及调整透析方案; (2)血生化检查:可以了解钙和磷的水平,医生会根据结果调整药物及其治疗方案

(续上表)

血液检查项目	频率	意义
血常规	每3个月检查1次	（1）血红蛋白（即血色素），医生按照指标来调整促红素和铁剂等造血药物； （2）C反应蛋白：反映体内是否处于微炎症状态
贫血组合	每6个月检查1次	按时检查能及时发现是否贫血，以及时调整透析处方和药物治疗
甲状旁腺激素	每6个月检查1次	了解甲状旁腺的功能，评估钙、磷的代谢情况，指导用药。
乙肝、丙肝、梅毒和艾滋病标志物	（1）新导入或新转入患者即时检测； （2）长期透析患者每6个月1次	及时筛查出有传染病的患者并安排在传染区进行透析，保障患者的透析安全

二、血液检查结果

1. 肌酐

肌酐是肌肉在人体内代谢的产物，为小分子毒素，主要由肾小球滤过，随尿排出。血肌酐是肾病最重要的一个指标，尿毒症判断的"标杆"。肌酐清除率能间接反映肾小球滤过率，是检测肾功能的重要指标。

2. 尿素

尿素是机体内蛋白质代谢的终产物，主要经肾小球滤过而从尿液中排泄。通过透析前后的血尿素值计算尿素清除指数（Kt/v），可反映透析是否充分。

3. 血红蛋白

血红蛋白俗称血色素，是红细胞内运输氧的特殊蛋白质，是用于判断是否贫血的指标。透析患者的血红蛋白控制在 100～120 g/L 比较理想，医生往往会根据血红蛋白浓度的高低来调整促红细胞生成素的用量。

贫血分级与临床表现

贫血度	血红蛋白浓度	临床表现
轻度贫血	90～99 g/L	症状轻微
中度贫血	60～89 g/L	活动后感心悸气促
重度贫血	30～59 g/L	静息状态下仍感心悸气促
极重度贫血	<30 g/L	常并发贫血性心脏病

4. **铁蛋白**

铁蛋白是一种存在于几乎所有身体组织尤其是肝细胞和网状内皮细胞内的储铁蛋白，可反映体内的铁（造血原料）是否充足，其值常作为血液透析医生调整铁剂用量的依据。

5. **总蛋白、白蛋白**

这两个指标主要反映营养状况。二者需要联合尿素氮、磷、钾、血红蛋白等指标综合判断患者营养状况。其主要反映透析人群存活年限与自身营养状况相关。透析人群日常饮食以摄取充足、优质的蛋白质为重点，同时注意摄入适量的钾、磷、钠、钙等微量元素。蛋白质不足的表现是多方面、全身性的，包括水肿、腹水、低血压、贫血等症状。

6. **钾**

血钾指血清钾，正常值为 3.5～5.0 mmol/L。人体内的钾主要来源于食物，食物中的钾90%以上短时间内在肠道被吸收，吸收入血液的钾在4小时内即有90%从肾排出体外。然而，慢性肾脏病患者基本无尿，多余的钾无法排出体外，从而血钾升高。高血钾早期常有四肢及口周感觉麻木、极度疲乏、肌肉酸痛、肢体苍白湿冷、心律失常；当血钾浓度达 7 mmol/L 时，可能会出现四肢麻木软瘫，先为躯干后为四肢，最后影响到呼吸肌，发生窒息；严重高血钾可导致心搏骤停。

温馨提示

（1）高血钾大多由饮食不当引起。

（2）把食物分为禁食、量食、宜食几种。如香蕉、高钾饮料等含钾量高、吸收快、可使血钾上升迅速的食物要禁食；一些含钾较高的水果（如大枣）、蔬菜等，应在量上控制，要量食。

（3）用水焯过的蔬菜可以去掉一半或更多的钾。干品比鲜品含钾量更高。

（4）发现高血钾后，及时透析是最有效的方法。如果在家中出现高血钾的症状，应及时到医院进行处理。

7. 钠

血钠是指血清钠，正常值为 135～145 mmol/L。血清钠的生理功能是维持体内的电解质平衡、酸碱平衡和渗透压平衡。低钠血症可出现软弱乏力、恶心、呕吐、头痛、嗜睡等症状；高钠血症主要表现为口渴、烦躁或淡漠、肌张力增高、抽搐或惊厥等。

研究表明，高血压的发病率与居民膳食中钠盐的摄入量呈显著正相关。对于高血压患者，控制钠盐的摄入能有效帮助控制血压。慢性肾脏病患者由于不能及时排出水和钠，容易引起水钠潴留，引发心力衰竭。

透析患者可以通过调整透析液中的钠浓度来调节体内的钠浓度，从而辅助调节血压。

8. 钙

人体中 98% 的钙存在于骨骼，其他的几乎全部存在于血浆中，两者关系密切，一方失调可影响另外一方。

血清钙的正常值为 2.25～2.58 mmol/L。低钙可引起手足抽搐（俗称抽筋）和惊厥；高钙可表现为乏力、表情淡漠，严重者可出现精神障碍、木僵和昏迷。

血液透析医生常通过血钙水平调整钙剂、维生素 D 和骨化三醇等药物的剂量。

9. 磷

血磷主要是指血中的无机磷，对于慢性肾脏病 5 期的患者，建议其血磷控制在正常范围或接近正常值。低磷血症一般无症状，但严重的慢性磷缺失可出现厌食、肌肉软弱和软骨病等；高磷血症一般可表现为全身皮肤瘙痒、骨痛等症状。

透析患者常常会出现高磷血症，因此低磷饮食是一种简单、便捷的降磷有效手段，医生也会根据血磷调整磷结合剂的使用剂量。

10. 甲状旁腺激素

甲状旁腺激素正常值为 70 pg/mL 以下，其主要功能是调节人体内钙和磷的代谢，促使血钙水平升高、血磷水平下降。慢性肾脏病患者往往出现低钙和高磷现象，会大大刺激甲状旁腺激素的分泌，继而出现继发性甲旁亢，长期甲旁亢易导致骨质疏松、全身骨痛等，从而发生骨折。

甲状旁腺激素偏高可通过低磷饮食降低血磷，或通过药物调节钙磷水平来控制，如果药物控制不理想则需要考虑手术治疗。

（詹江红　彭文渝　梁丽冰）

第五节　肾脏 B 超检查

肾病 B 超检查是一种以探测脏器形态、位置、局部病理变化为主的医学影像学医疗仪器，它可检查肾脏的实质性和异位病变，如肾肿瘤、肾囊肿、肾脏脓肿、肾盂积水、肾结石、肾下垂等。

肾脏 B 超检查已被临床广泛应用。肾脏本身的解剖结构为 B 超检查提供了良好的条件，肾脏的被膜、实质、肾盂等组织结构的层次，都能通过 B 超显示出来。

B 超能准确地测定肾脏的大小、位置和形态，可鉴别肾脏内肿物是囊性还是实性病变，还可测量移植肾脏的大小和连续观察移植肾脏的变化。

B 超检查对诊断肾盂积水和肾结石最为可靠，还能检查肾脏的急性损伤、肾脏周围脓肿和腹膜后血肿。

B 超检查对诊断肾上腺疾病也很有意义，如肾上腺增生或肿瘤，都可通过 B 超及早做出诊断，且 B 超检查对人体无害。

温馨提示

肾脏 B 超检查前一般不需要特别准备，但应注意不能大量饮水，最好空腹；怀疑肾盂病变者，可于检查前饮水 500 mL。一般来说，检查中不同的体位与探测途径相配合可取得较满意的声像图。

第六节　经皮肾穿刺活检术

经皮肾穿刺活检术也叫肾穿刺，就是在B超引导下穿刺肾脏，取出少量的肾组织，进行病理学分析。肾穿刺能直接观察肾脏病的肾脏形态学改变，是肾脏疾病诊断的"金标准"。另外，肾穿刺对于指导治疗和判断预后也具有重要的临床意义。

一、经皮肾穿刺活检术流程

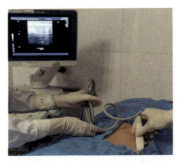

❶ 体位常规采取俯卧位（移植肾穿刺采取仰卧位）

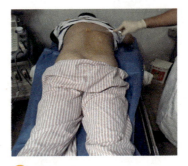

❷ 彩超定位穿刺点

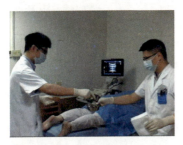

❸ 穿刺点局部皮肤消毒、铺巾

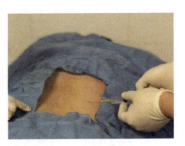

❹ 皮肤局部浸润麻醉

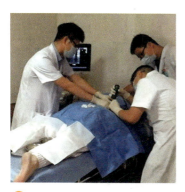
❺ 超声引导下实施穿刺

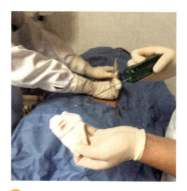
❻ 穿刺后肾组织标本送病理检查

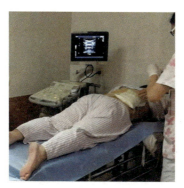
❼ 穿刺结束，穿刺点消毒，无菌纱布包扎固定（患者呼吸配合）

二、术前准备

（1）饮食：手术当天半流质饮食，如肉松粥、汤面、馄饨、肉末、菜泥、小汤包等，但不能进食过饱，也不能空腹。

（2）体位训练：练习术中的俯卧位，并在腹部垫以小枕。

（3）呼吸练习：吸气后屏住呼吸约20秒，反复练习5次以上。

（4）加强床上进食的训练：准备床上进食的用品，如吸管、勺子等，训练床上进食3~5次。

（5）加强床上大小便的训练：练习使用便器3~5次。

（6）女性患者月经期不能进行肾穿刺活检术。

（7）术前应通知家属手术当天来院陪伴患者。

三、术中准备

（1）患者取俯卧位，腹部垫以小枕（约 10 cm 厚），充分暴露腰背部穿刺部位。

（2）患者术中配合医生，注意屏气呼吸。

（3）患者在术中尽量放松，避免紧张情绪。术中若有不适，用手拍床示意，以便及时跟进处理。

（4）穿刺后过床时，患者注意避免用力，尽量放松全身，避免穿刺口出血过多。

四、术后注意事项

（1）绝对平卧 6 小时，禁止翻身、起身、下床大小便，避免增加腹压的动作（咳嗽、打喷嚏、用力大便、大笑等），以免引起伤口出血，同时应仔细观察伤口有无渗血。一般建议卧床休息 24 小时后方可活动，注意慢起，避免久蹲，特殊情况按医生和护士要求执行。

（2）术后用盐袋 500 g 压迫穿刺点 6～8 小时。

（3）适量饮用温开水，食用易消化食物。

（4）观察体温、血压、心率和小便颜色，穿刺局部有无胀痛不适。

（5）如有腰腹部疼痛、头痛、恶心、心慌、出冷汗、解不出小便等不适，及时通知医生或护士。

（6）手术 3 天后方可洗澡，2 周内避免负重和剧烈活动。

五、并发症的处理

（1）血尿。60%～80% 的患者会出现不同程度的镜下血尿，部分患者可出现肉眼血尿。为了使穿刺伤口的少量出血尽快从肾脏排出，除绝对卧床外，应大量饮水（无尿或少尿者除外），观察每次尿液颜色的变化以判断血尿加重或减轻。血尿明显者应延长卧床时间，并通知医生或护士，以便及时处理。

（2）肾周围血肿。肾穿刺活检后 24 小时内应绝对卧床。在无肉眼血尿且卧床 24 小时后逐渐开始活动，切不可突然增加活动量，以避免没有完全愈合的伤口再出血，限制自身活动 24 小时，其间应在生活上给予适当的照顾。术后 B 超检查发现有肾周围血肿的患者应延长卧床时间。

(3) 腰痛及腰部不适。多数患者有轻微的同侧腰痛或腰部不适，一般持续 1 周左右，服用止痛药一般可减轻疼痛。但合并有肾周围血肿的患者腰痛剧烈，应引起重视，及时检查处理。

(4) 腹痛、腹胀。个别患者肾穿刺活检后出现腹痛，持续 1～7 天，少数患者可有压痛及反跳痛。由于生活习惯的改变及腹带的压迫，或患者大量饮水，都可出现腹胀，一般无须特殊处理。

(5) 发热。伴有肾周围血肿的患者，由于血肿的吸收，可有发热，无须过度紧张，给予适当的药物处理即可。

（詹江红　梁丽冰）

第七节　静脉肾盂造影

静脉肾盂造影是有机碘溶液通过静脉注射后，经肾小球滤过排入尿道而使肾盏、肾盂、输尿管及膀胱显影的一种方法。

静脉肾盂造影不但可显示尿路的形态，还可了解肾脏的排泄功能。因此，凡需要了解泌尿系统器官功能、形态、位置、通畅情况及其与周围结构关系者，均可采用该检查。

一、检查前准备

(1) 做碘过敏试验，并对患者进行屏气训练。

(2) 造影前 2～3 天不吃易产气和多渣的食物，并禁服钡剂或碘剂及含钙或重金属的药物。

(3) 造影前 1 天下午服缓泻剂。老年、长期卧床、习惯性便秘者，可提前 2～3 天每晚服缓泻剂，检查前 1～2 小时做清洁灌肠。

(4) 检查前 12 小时禁食、禁水。

(5) 摄腹部（肾、膀胱）平片像，确定是否符合造影条件。

(6) 造影前排尿，使膀胱空虚。

二、注意事项

已有肾功能不全者应慎做此检查，碘过敏、严重心血管疾病、甲状腺功能亢进症等患者禁做此检查。

（詹江红）

第八节 肾脏 CT 和 MRI 检查

肾脏 CT 是一种影像检查方法，可以观察肾脏的大小、形状和结构情况。

肾结石、肾脏肿瘤、肾积水等都可以通过肾脏 CT 发现。然而，全身性肾炎、肾病综合征和肾功能衰竭是肾脏的内科疾病，早期不能通过 CT 来确诊。当肾脏萎缩时，CT 只能看到慢性肾功能衰竭非常严重的阶段。

肾脏 CT 检查适用于：①临床及其他影像学资料发现或疑似肾区肿块时。②肾区炎性病变：肾结核、肾积水。③肾脏损伤。④对碘剂过敏、有造影禁忌证患者。⑤引导肾区穿刺活检、吸引等介入性诊疗措施。

肾脏磁共振成像（MRI）检查能清楚地显示肾脏，无须造影剂就可区别肾皮质与肾髓质；还可以查明肿块的位置、大小、形态、侵犯范围，鉴别肿块是囊性、实质性还是脂肪性，较 CT 敏感、定性准确。

肾脏MRI检查适用于：①肾脏的良性肿瘤、恶性肿瘤，如肾癌、肾母细胞瘤、肾转移瘤、肾错构瘤等。②肾囊肿和囊肿性病变。③各种肾脏先天性畸形。④肾脓肿、肾结核和其他肾脏炎性肉芽肿等。⑤肾盂积水。⑥肾血管病变。

注意MRI检查体位：患者仰卧在检查床上，头先进，人体长轴与床面长轴一致，双手放于身体两侧。

温馨提示

MRI检查虽然简便，但有些患者不能进行此项检查，原因在于其体内的金属物品会影响检查结果，包括：装有心脏起搏器和使用带金属的各种抢救用具而不能去除者，术后体内留有金属夹子者，检查部位邻近体内有不能去除的金属植入物者。早期妊娠（3个月内）的妇女应避免MRI扫描。

（詹江红　梁丽冰）

第四章　血液透析日常护理

第一节　什么是血液透析

肾脏有调节水分、排除毒素和废物、维持酸碱平衡、调节电解质及内分泌等作用。当肾脏出现问题时，则无法完成上述工作，这时就需要进行肾脏替代治疗。血液透析简称"血透"，是肾脏替代治疗的一种常见方式。

血液透析作为一种肾脏替代疗法，能部分代替肾脏功能，清除体内的毒素，纠正酸碱平衡紊乱，清除体内过多水分，并纠正电解质失衡等。

血液透析是将体内含有多余水分和"毒素"的血液引流至体外，并流经透析器（人工肾），通过一定的原理进行物质交换，把血液中的"毒素"清除掉，并且把身体需要的物质补充进去，最后把净化后的血液回输到体内。

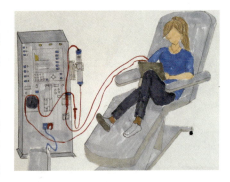

血液透析

（黄蓉）

第二节 血液透析的原理

血液透析采用弥散、对流和超滤原理清除血液中的代谢废物、有害物质和过多水分,是最常用的肾脏替代治疗方法之一,也可用于治疗药物或毒物中毒等。

血液透析(弥散)主要清除更"轻盈""好动"的小分子毒素和部分中分子毒素;血液透析滤过(弥散+对流)清除更多的中分子毒素;血液灌流(吸附)可以清除大分子毒素。

超滤:是在压力的作用下,溶剂(液体)从压力高的一侧向压力低的一侧移动,并通过半透膜的过程。例如,用吸管喝饮料、玩呲水枪、注射器抽吸药液等,都是用压力差完成液体的移动。

弥散:是在浓度梯度差的情况下,分子热运动产生的物质迁移现象。例如,墨水均匀地混合到清水中,很远就可以闻到香水的香味,都是分子自主从高浓度运动到低浓度一侧的结果。

对流:是在压力差的作用下,溶质伴随溶剂的移动,也称溶剂拖移。例如,喝糖水时,溶解在水中的糖随着水的移动而"被迫"进入到我们的口中。

吸附:是溶质分子通过生物亲和力、微孔结构或静电作用力和范德华力被吸附剂吸附的过程。例如,静电作用、冰箱除臭剂、装修后使用的某些空气净化物品等,都是应用了吸附的原理。

但是,机器分不清哪些物质是有害的,哪些物质是人体需要的,只会按照物质分子的大小进行清除,因此,在选择治疗模式时需要专业的医生来指导。

(黄蓉)

第三节 血液透析的抗凝剂

每次透析的时候护士都会给我打肝素，说是抗凝剂，这到底是干什么用的？

抗凝剂，顾名思义就是阻止血液凝固的药物，临床上常用的有普通肝素、低分子肝素和枸橼酸钠。

生活中，人们难免磕磕碰碰，破皮流血时有发生。一般情况下，有些小伤口不进行处理，血液就会渐渐凝固，形成血痂。

同理，透析时，血液在体外的管路中循环，也会很快凝固。为了保证透析顺利进行，减少患者血液的损失，就需要一种抗凝剂来阻止血液凝固。

普通肝素和低分子肝素在体内、体外都有抗凝作用，它们主要是与血液中抗凝血的物质结合并且增强它们的作用。其最主要的副作用是增加出血风险，但医护人员会根据它们的特性把出血风险降到最低。例如，使用普通肝素时，会提前30～60分钟停止追加肝素，这样等透析结束时已经过了它们的"有效期"（半衰期），就不会对人体造成伤害了。

若患者已经出现严重出血，或做了手术，或存在较大的出血风险，可能就不能再用肝素了。这时候就需要使用既能让在体外循环的血液不凝固又不增加患者自身出血风险的抗凝剂——枸橼酸钠。它可以结合体外循环血液中凝血所必需的钙离子，从而达到抗凝目的，当净化后的血液回到患者体内之前，再把钙离子补充回血液，以保证患者自身凝血功能的正常。

需要注意的是，患者近期若有受伤（特别是脑部、内脏等）、黑便、手术或者另外使用过抗凝药物的情况，一定要在透析前主动告知医护人员，以便调整抗凝剂剂量或改用其他抗凝方式。

（郭德久）

第四节 血管通路——内瘘

医生说我以后需要长期透析,要先在手臂上做个"漏斗"。

哈哈,爱迪你听错了。不是"漏斗",是动静脉内瘘,简称"内瘘"。

一、动静脉内瘘

血液透析时需要把血液引出体外,经过透析器净化后再将血液回输到体内,这个输出和输入的过程需要一个通道,即"血管通路"。血管通路的血流速度不能低于200 mL/min,这样才能保证患者透析的充分性。人体所有的体表静脉都较细,根本不能满足透析要求,体检抽几毫升血,护士都要又挤又压的,更别说每分钟200 mL血了。而动脉血流虽然充足,但动脉位置较深,不易寻找,穿刺较深的动脉也会更痛,且不易稳妥固定数小时。

动静脉内瘘就是把有充足血流的动脉和浅表容易穿刺的静脉通过外科手术的方式接到一起,简称"内瘘"。人体很多血管可以做瘘,目前国内临床通常选择的部位是手腕部的桡动脉和头静脉。

手术后静脉逐渐"成熟",变粗、增厚,血流量由每分钟几十毫升增加到500 mL以上,通常8～12周后就可以用来穿刺透析了。如遇特殊情况,经专业医护人员评估后,1个月左右可以考虑使用。

有些患者的血管又细又"脆",

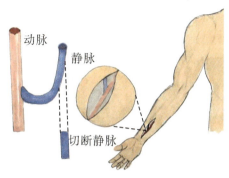

内瘘示意图

无法满足做瘘和透析的要求，如糖尿病患者、高龄患者等，这时可以考虑使用移植物进行动静脉内瘘，俗称"人造血管"。将一段"人造血管"通过外科手术的方式把动脉和静脉连接起来，透析的时候就在这段"人造血管"上穿刺。

然而，无论是移植物动静脉内瘘，还是自体动静脉内瘘，都不是生理的结构，是为满足透析而不得已采取的方法。因此，在日后的使用过程中会出现并发症，包括静脉成熟不良、血栓、狭窄、出血、感染、盗血综合征、肿胀手等状况发生。

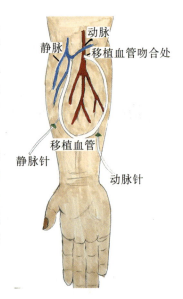

移植物动静脉内瘘

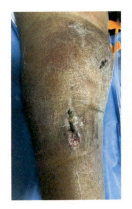

感染

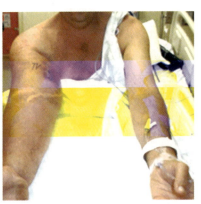

肿胀手

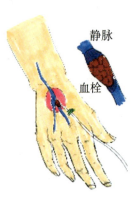

血栓形成

二、内瘘的日常护理

为了更顺利地使用内瘘，减少并发症的发生，患者要学会内瘘的日常护理。

1. 透析前护理

（1）透析前适当地热敷内瘘处，促进血液循环（热敷温度为40 ℃左右，不宜太烫以免烫伤）。

(2）透析前用洗手液和清水清洗内瘘侧肢体，保持皮肤清洁。

2. 透析中护理

（1）配合医护人员选择适合的穿刺方式。一般情况下，避免同一部位重复穿刺。

（2）透析中避免大幅度动作以免脱针。

3. 透析后护理

（1）透析后穿刺点用无菌创可贴保护，用棉球或纱布加压固定，先紧后松，30～60分钟后不出血可撤掉加压纱布或棉球，若还有出血则继续压迫止血。如果使用弹力绷带，5～10分钟后可适当放松弹力绷带。止血力度以不出血并且能触摸到内瘘震颤为宜。人造血管可适当增加止血时间和力度。

（2）透析后4～6小时内，穿刺侧肢体不可过度用力，以免再次出血。

（3）透析后当日穿刺口保持干燥，结痂后可去除创可贴。若不小心沾湿穿刺口，可用碘附消毒，并观察有无渗血或红、肿、痛等感染现象。

4. 日常护理

（1）家中常备小包装无菌纱布，内瘘少量出血时立即用纱布压迫止血；若大量出血，先用无菌纱布按压，然后尽快前往医院处理。

（2）发生皮下血肿时，24小时后予湿毛巾热敷，外涂多磺酸粘多糖乳膏，缓解血肿情况。

（3）血管过度膨胀时，可使用弹力绷带或者护腕适当加压保护。

（4）发生低血压、腹泻等情况时，要严密观察内瘘血流情况，避免内瘘闭塞。

（5）避免内瘘处的碰撞或压迫、穿过紧的衣袖、睡觉时枕手臂等。内瘘侧肢体禁止佩戴首饰、量血压、抽血、静脉穿刺等操作。

（6）每天养成评估内瘘的习惯：随时触摸内瘘处震颤（水流、触电的感觉）情况，若以上感觉逐渐减弱或消失，应及早联系医院进行处理。

（7）非透析日患者在有保护的情况下，可充分锻炼内瘘侧肢体，并注意保暖，如进行握球运动、哑铃运动等。握球运动每次1～2分钟，每天可重复10～20次；哑铃运动，使用6磅哑铃，每天4次，每次5分钟，每分钟30次。

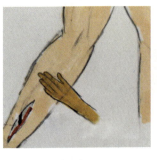
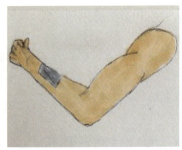
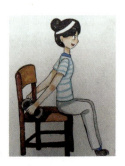

| 评估内瘘震颤 | 清洁内瘘侧肢体 | 哑铃锻炼 |

（郭德久　廖建群）

第五节　血管通路——导管

血液透析要保证足够的血流速度，需要建立一个特殊的血管通路，其中，动静脉内瘘是首选。但是，有些患者由于自身血管条件限制无法做瘘或不希望每次透析都扎两针，抑或是因病情需要须紧急血液透析治疗，却没有提前建立内瘘，就需要置入中心静脉导管让患者能够及时进行透析治疗。

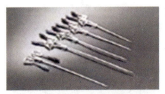
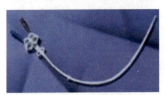
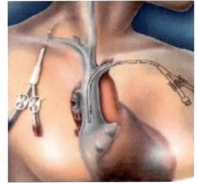

中心静脉导管示意1

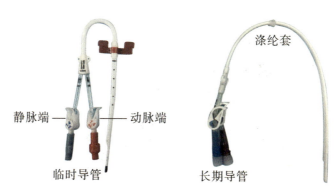

中心静脉导管示意2

中心静脉导管的手术方式是将一根双腔导管从体表穿刺进入静脉血管，并留置于该血管中，从其中一个腔把血液引出体外，净化后的血液通过另一个腔输回患者体内。

留置的静脉都是大血管（中心静脉），可以提供足够的血流，包括颈内静脉、股静脉或锁骨下静脉等，其中右颈内静脉置管最为常见。

根据留置时间的长短，中心静脉导管可分为长期导管和临时导管两类。临时导管的手术方式是将导管通过皮肤直接置入血管，但容易发生感染、血栓、出血等并发症，留置时间一般为数周。长期导管上有一个粗糙的涤纶套，它可以和皮下组织长到一起，起到固定导管及隔绝外界污染的作用，所以留置时间较长，一般数月到数年。和动静脉内瘘一样，中心静脉导管也会发生一些并发症，常见的有感染、血栓、脱管、出血等。

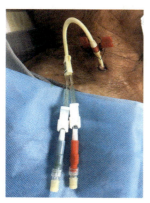
正在使用的颈静脉临时导管

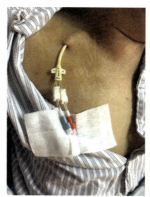
正常使用的长期导管

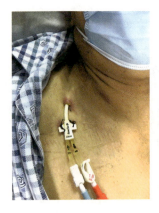
穿刺口感染的长期导管

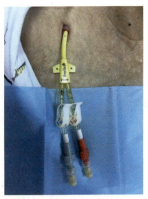
穿刺口渗血的长期导管

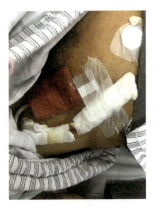
股静脉临时导管渗血

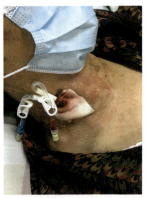
颈静脉临时导管渗血

为了更顺利地使用血管通路，减少并发症的发生，患者要学会导管的日常护理：

1. 防止导管脱落

（1）不要穿过紧衣裤，以免牵拉过度使导管脱落。

（2）不宜剧烈活动，以防导管滑脱。

（3）若导管不小心脱落应立即压迫伤口止血至少15分钟以上，若有不适或出血不止，尽快到医院就诊。

2. 防止导管堵塞

（1）对于股静脉置管患者，由于日常活动需要，发生导管堵塞的概率较高，因此需要注意：减少置管下肢活动。卧床时床头角度不必太大，控制在40°以内。患者若坐轮椅或坐位，要关注导管不要打折，且避免长久坐位。

（2）对颈内静脉置管患者，应注意：不要用力或快速扭转头部。咳嗽或转头时须注意保护导管。尽量不要弯腰，以防血液倒流堵塞导管。必要时遵医嘱按时服用抗凝药物，以降低导管堵塞的发生率。

3. 防止伤口感染

（1）留置导管期间应做好个人卫生，保持局部干燥、清洁，擦浴和洗头时不要弄湿敷料。

（2）夏天出汗弄湿敷料后应及时消毒并更换敷料。

（3）透析间隔时间过长，每周至少更换敷料2次。

（4）伤口如有红、肿、热、痛、痒等感染迹象，应准备膏药，如莫匹罗星软膏等，供透析结束后局部使用。

4. 防止伤口渗血

（1）睡觉时取平卧位或置管对侧卧位。

（2）避免重体力活动。

（3）避免剧烈咳嗽。

（4）保持大便通畅。

5. 局部皮肤瘙痒的处理

（1）可隔着敷料轻抚瘙痒部位，但不可自行揭开敷料直接抓痒。

（2）若为对覆盖的敷料过敏所致的瘙痒，需要改用无菌纱布、抗过敏纸胶布。

（3）若为对消毒液过敏所致的瘙痒，可向医护人员提出更换消毒液。

（4）若为对胶布残留痕迹所致的瘙痒，需使用风油精等彻底清洁。

目前，内瘘是血液透析的首选血管通路。为了避免不必要的导管置入，患者最好提前做好内瘘。不管选择哪种通路，患者必须在透析前就有意识地保护自己的血管，没有一种通路是一劳永逸的。血管通路是透析患者的"生命线"，需要医、护、患及家属共同努力维护。

（郭德久　朱桂萍）

第六节　如何预防血液透析的并发症

上周第一次透析时感觉头晕、头痛、恶心，这正常吗？

最近透析时，我怎么总是抽筋，好疼！

生病以后感觉人越来越虚弱了，最近也没什么胃口，吃不下饭。

最近感觉皮肤很痒，怎么抓都不能缓解，怎么回事？

一、透析相关急性并发症

随着透析技术的不断提高和透析设备的人性化设计，透析操作的安全性大大增加，透析质量也不断提高，但这并不能彻底改善透析给人体带来的不良反应及由其他因素造成的意外。因此，患者对血液透析并发症的充分认识和日常生活中有效的自我管理和防护，对提高透析效果、改善生活质量、降低病死率至关重要。

1. 失衡综合征

失衡综合征是指发生于透析中或透析后早期，以脑电图异常及全身神经系统症状为特征的一组病症。症状轻者可表现为头痛、恶心、呕吐及躁动，重者出现抽搐、意识障碍甚至昏迷。

引起失衡综合征的主要原因是血液透析清除"毒素"的速度太快，水向脑组织移动，从而引起颅内压增高、颅内 pH 改变。

失衡综合征可发生在任何一次透析过程中，但多见于首次透析、透析前血肌酐和尿素较高、高效透析等情况。

为了避免这种情况的发生，对刚开始透析的患者，医护人员都会采取措施降低透析效率，达到缓慢清除"毒素"的目的。维持性透析的患者发生失衡综合征一般是由于未按时透析或者进食过量的蛋白质食物，导致两次透析间期"毒素"蓄积太多，进而造成单位时间内"毒素"下降太快。因此，患者需要注意按时规律透析，保证每次透析的充分性，并合理安排饮食，蛋白质的摄入量一般是 1.2 g/（kg·d）。

2. 透析中低血压

透析中低血压是透析最常见的并发症，也是威胁患者健康的重要因素。症状轻者会感觉不适；重者会导致内瘘堵塞，心、脑等重要器官供血不足，危及生命。

透析中低血压这么常见，危害还这么大，米博士快给我们讲讲怎么预防吧！

透析中低血压是指透析中收缩压下降 > 20 mmHg 或平均动脉压降低 10 mmHg 以上并有低血压症状。

医护人员要根据透析中血压的变化来提前干预，避免不适症状的发生。因此，在透析前，患者要主动测量并记录血压，透析中积极配合医护人员测量血压。

透析中低血压起始症状较轻，表现为头晕、乏力、出汗、轻度抽筋等，通过及时的处理可以避免更严重的症状发生，如恶心、呕吐、严重抽筋，甚至休克等。因此，患者在透析时有任何不适或感觉异常都要及时向医护人员反馈，做到早发现、早处理。切不可贪多脱水量或者不好意思麻烦别人而隐瞒症状，从而对身体造成更大的危害。

透析中低血压最主要的原因是脱水量过大，脱水速度过快，因此，患者应控制水分和盐的摄入，透析间期体重增加一般不超过干体重的5%，每天增加不超过1 kg，钠盐每天控制在5 g（1个啤酒瓶盖）以内。

透析前降压药的服用应咨询专业医生，必要时可以减量、暂停或更换种类。

经常发生低血压的患者，应尽量避免在透析中进食，可以在透析前、透析后进食，特别是透析前用餐一定要吃好；对此类患者采用低温透析；也可以服用一些升压药物，如盐酸米多君、红参片等。

患者结束透析后不要立即起床，先缓慢起身坐一会儿，再缓慢起身扶床站一会儿，透析完称体重、量血压后在候诊室休息观察，确认无不适再离开。

3. **肌肉痉挛**

血液透析中或透析后数小时内发生的局部肌肉强直性收缩（俗称"抽筋"），多表现为下肢或腹部肌肉痉挛，疼痛剧烈，常伴血压下降，一般持续数分钟。

引起血液透析中及透析后肌肉痉挛的最常见原因是脱水过多、过快，循环血量减少，导致肌肉血流灌注不足；其他原因还包括低钙血症、酸碱失衡、低温透析、营养不良等。

因此，患者在日常生活中要做到控制水分和钠盐的摄入；按时规律透析以保证透析的充分性，遵医嘱正确服用钙剂，饮食保证足够的热量和蛋白质。透析时，注意保暖，局部热敷。发生抽筋时及时呼叫医护人员寻求帮助。局部按摩可以缓解症状，切忌忽然站立，避免出现直立性低血压而导致晕倒或脱针等不良事件的发生。

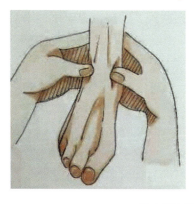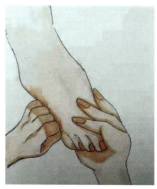

肌肉痉挛的处理

4. 心力衰竭

医生，快救救我！我喘不过气，要憋死了，胸口像有个大石头压着！呜！

爱迪，你是不是又到外面大吃大喝啦？

在血液透析室时常会见到上面这样急性左心衰发作的患者。他们带着氧气面罩、心电监护仪、除颤仪，被急诊平车推入血液透析室做紧急透析。

他们的典型表现为夜间阵发性呼吸困难、胸闷、气促、不能平卧、心率加快、面色和口唇青紫、大汗淋漓、烦躁不安，或咳粉红色泡沫痰，病情危急，可迅速发生休克、昏迷而导致死亡。

引起这些患者心力衰竭的最常见的原因是饮食中水量、盐控制不严格，透析间期体重增长过多，每次透析水分超滤不足，未达到干体重；其他原因包括蛋白摄入不足、大量输液、严重的贫血和心脏本身的问题等。

因此，透析患者需要严格控制水分的摄入，可以进食面包、饼干等含水较少的食物，清淡饮食；积极评估干体重，随时调整，防止因季节变化或者食欲改变等引起的体重波动；每日监测血压，配合医生定期做胸片检查等；

保持情绪稳定,以减轻心脏负担;出现胸闷、呼吸困难、不能平卧等不适症状时及时就诊,必要时增加透析次数;积极配合医生治疗原发病,纠正贫血和低蛋白血症等。

二、透析相关远期并发症

不断发展的血液透析技术使慢性肾功能衰竭患者生存期明显延长,然而血液透析并非完全的肾脏替代治疗,它不能完全清除体内尿毒症毒素,不能完全纠正尿毒症引起的代谢紊乱,也不能替代肾脏的内分泌功能。除了急性并发症,随着透析时间延长,毒素累积、代谢紊乱和内分泌失调可进一步引发一系列血液透析相关远期并发症,严重影响患者的生活质量和生存期。因此,早期发现和防治并发症对疾病的预后极为重要。

1. 肾性贫血

米博士,我最近总是感觉没有力气,做事也没什么精神。

你嘴唇和指甲颜色都这么白,估计是贫血了,赶紧让护士给你抽血检验下。

透析患者绝大部分都会伴有不同程度的贫血,常见表现有疲乏、困倦,另外还可能表现为食欲不振、心慌气短、头晕等,严重时出现心悸、体力下降;大多数患者皮肤、黏膜苍白,尤其是指(趾)甲床、手掌、口腔黏膜等部位。

血液透析不能替代肾脏的内分泌功能,人体内促红细胞生成素就是由健康肾脏分泌的,当肾功能衰竭时,促红细胞生成素的产生明显减少,从而导致贫血。贫血的其他原因还包括红细胞的破坏增多、红细胞的寿命缩短、每次透析后残留血液、营养不良等。贫血可加重心力衰竭和心肌缺血,造成免疫力低下,增加感染的风险。贫血的程度直接影响患者的生活质量和生存时间，因此应积极地改善贫血状态。

血液透析患者可通过注射促进红细胞生成素来改变贫血。医生会根据具体情况选择合适的剂量和给药方式，通常采用皮下注射或静脉注射。

补充促红细胞生成素的同时需要补充铁剂、叶酸、维生素 B_{12}，它们也是造血的必要原料。

患者要积极配合医护人员定期抽血化验，以根据化验结果科学合理地调整用药，不可擅自停药；保证透析的充分性，清除体内毒素，减少毒素对红细胞的破坏；改善食欲，选择低磷、优质蛋白饮食，多吃含铁、叶酸丰富的食物。

2. 慢性肾脏病矿物质和骨代谢异常

慢性肾脏病矿物质和骨代谢异常（CKD-MBD）是慢性肾脏病引起的系统性矿物质和骨代谢紊乱。它是最"狡猾"的并发症，多年前人们还习惯叫它"肾性骨病"，认为它主要是对透析患者的骨有影响，前期可能没有任何症状和不适。近些年人们终于揭开了它的伪装，认清了它"可恶"的真面目。

CKD-MBD 是慢性肾功能衰竭长期、严重的并发症之一。它可以发生于慢性肾脏病早期，并贯穿于肾功能不断恶化的整个过程。几乎所有的透析患者均有不同程度的 CKD-MBD，它也是透析患者致残和死亡的主要病因。

CKD-MBD 可对患者身体几乎所有部位造成危害，包括皮肤瘙痒、骨折、骨痛、骨骼畸形、生长迟缓、肌无力、软组织钙化、血管钙化、腕管综合征、心肌钙化、肺钙化、精神异常等。

CKD-MBD 的影响因素主要是钙磷代谢紊乱。肾脏功能减退时，肾脏合成分泌活性维生素 D 和排泄磷的能力降低，导致血钙降低而血磷水平升高，使骨矿化及代谢异常，这是影响 CKD-MBD 的中心环节。其他影响因素还包括酸中毒、继发性甲状旁腺功能亢进、活性维生素 D 缺乏、$β_2$-微球蛋白沉积等。

CKD-MBD 晚期治疗很困难，因此预防是重点。患者一定要配合医生按时服药、定期检查、及时调整治疗方案，将血中钙、磷水平控制在理想范围内，防治甲状旁腺功能亢进。

针对病因采取如下治疗措施：

（1）充分透析。保证透析时间或增加透析次数，也可加做血液透析或血液灌流，增加对"毒素"的清除。

（2）合理选择食物。了解食物的营养成分，清楚钙、磷、蛋白质的比例，避免食用含磷高的食物，如海鲜、坚果、可乐、汉堡、调味料等。

（3）药物干预。用餐时服用磷结合剂，注意每种药物不同的服用方法，如碳酸镧需要嚼碎服用，司维拉姆则要整粒吞服等。

（4）积极预防甲状旁腺功能亢进症。如果经过大剂量药物治疗仍不能改善症状，甲状旁腺增生明显，则需要进行手术切除。

（5）多运动。多运动可增加骨密度，降低骨丢失，减轻肌肉萎缩，提高运动强度和耐力，改善精神心理状况，提高生活质量。

（郭德久）

第五章 腹膜透析日常护理

第一节 什么是腹膜透析

肾脏的替代疗法除了前面讲的血液透析外,还有一种重要的疗法就是腹膜透析,简称"腹透"。

腹膜透析、血液透析和肾移植是目前治疗肾功能不全的主要有效方法,腹膜透析与血液透析相比各具优势。持续不卧床腹膜透析具有设备简单、操作易行、对中分子物质清除更为有效及对残余肾功能保护较好等特点。腹膜透析特别适合儿童、老年人和存在血液透析禁忌证等人群,是一种较符合我国国情需要的有效肾脏替代治疗手段。

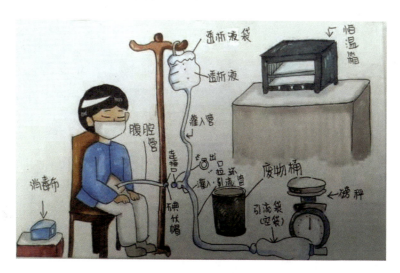

家庭腹膜透析

这腹膜透析也不错,不用总是往医院跑。米博士,可以再具体介绍下吗?

腹膜是腹腔中的一层膜状组织,它包覆了腹腔中的大部分器官。进行腹膜透析时,需要用腹膜透析液充满腹腔,血液中的"毒素"和多余水分会慢慢流进透析液中。透析几小时后,透析液置换量达到上限,将用过的携带着身体里多余水分和"废物"的透析液导出体外,再继续导入干净的透析液,如此重复几次。

腹膜透析需要先做一个小手术,在腹腔内放入一条导管,这是一条柔软、可弯曲的硅胶管,导管的一端留在腹腔里,中间一段埋在皮下,另一端留在腹壁外面。透析液通过这条透析管进出腹腔。

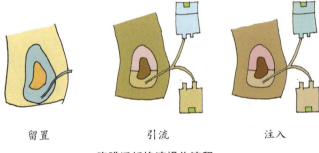

留置　　　　　引流　　　　　注入

腹膜透析换液操作流程

 米博士,我适不适合做腹膜透析呢?腹膜透析的操作简便吗?

腹膜透析更加适合身材较小、肾功能没有完全丧失且有尿(残余肾功能)的患者,它最大的优点是可以保护残余肾功能。下面是腹膜透析的优缺点,你可以根据自己的身体情况和生活习惯来选择。

第五章 腹膜透析日常护理

腹膜透析的优缺点

腹膜透析的优点	腹膜透析的缺点
（1）无须经常出入医院，生活自由度高。 （2）治疗时间、地点可以灵活安排。 （3）无须穿刺。 （4）学习简单，操作方便。 （5）节省医疗、人力成本。 （6）传染病交叉感染危险性低。 （7）保护残余肾功能。 （8）维持血压平稳。 （9）饮食限制较少。 （10）减轻心脏的负担，减少心力衰竭和贫血的发生	（1）白天每隔 4～6 小时需要换液 1 次。 （2）腹腔长期有液体。 （3）需要腹部置管带管。 （4）有腹腔和出口处感染风险。 （5）需要在家储备透析用品。 （6）没有医务人员陪伴，紧急事件处理比较被动

无论哪种肾脏替代治疗方法，都各有优缺点，但却不能完全治愈尿毒症。在选择合适的治疗方法前，患者需要与医护人员进行讨论，详细了解每种方法的利弊，也可以结合其他病友的感受，综合自己的情况，选择适合自己的肾脏替代疗法。另外，无论哪种方法都不是一成不变的，在不同的阶段选择相对合适的方式才会有更好的效果。

（陈四英）

第二节 腹膜透析的原理与方式

腹膜透析是利用患者自身腹膜的半透膜特性，通过弥散和对流的原理，规律、定时地向腹腔内灌入透析液并将废液排出体外，以清除体内潴留的代谢产物、纠正电解质和酸碱平衡紊乱、超滤过多水分的肾脏替代疗法。

一、腹膜透析的原理

简单来说，弥散是溶质从高浓度一侧向低浓度一侧的跨膜转移。"毒素"就是从高浓度的血液侧弥散到低浓度的透析液里面，像钙离子、葡萄糖也是从高浓度的透析液侧弥散到患者血液里面。

超滤是清除患者体内过多水分的主要机制，腹透使用的透析液中含有葡萄糖，葡萄糖可以像磁铁一样吸引出血液中多余的水分（透析液渗透压高）。

对流发生在水分被超滤出来的同时，其里面溶解的"毒素"在压力的作用下随着水分的移动而被迫清除掉。

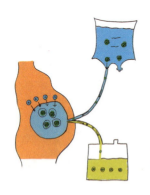

腹膜透析原理示意

第五章 腹膜透析日常护理

肚子里发生了这么多事情,会不会很不舒服呢?

一般来说,在腹膜透析的过程中,患者不会有什么不适感。

哦,这样我就放心了。那它们什么时候能交换完呢?

一般来说,经过4~6小时,代谢废物与多余的水分就会停止转移了,这时候你需要放出旧的透析液并灌入另一袋新的透析液,当注入新鲜的透析液后,废物与多余的水分又会再次移动。

二、腹膜透析的方式

目前,常用的腹透方式有间歇性腹膜透析、持续性非卧床腹膜透析、持续循环腹膜透析、夜间间歇性腹膜透析、日间自动化腹膜透析、潮式腹膜透析、持续性流动式腹膜透析、自动化腹膜透析等。

1. 持续性非卧床腹膜透析

持续性非卧床腹膜透析是目前我国绝大部分腹膜透析患者选择的透析方式。通常每天手工操作更换3~5次透析液,每次使用透析液1.5~2.0L,透析液白天在腹腔内留置4~6小时,晚上留置10~12小时。白天,患者只在更换透析液的短暂时间内不能自由活动,而其他时间可以自由活动或从事日常工作,在一天24小时内,患者腹腔内基本上都留有透析液,持续进行物质交换。

持续性非卧床腹膜透析特点：①持续透析。②生理状态。③内环境稳定。④血流动力学稳定。

2. 自动化腹膜透析

进行自动化腹膜透析时，每天夜间通过简单操作与透析机器相连，机器按照预先设置的处方进行自动换液，白天腹腔内可保留或不保留腹透液。这种透析适宜白天需要上班、上学的年轻患者或者家属需要上班而患者无法自行操作的老年患者。

自动化腹膜透析特点：①夜间治疗，生活质量更高。②处方灵活，腹膜透析更有效。③一次连接，感染概率更小。

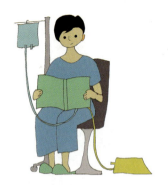 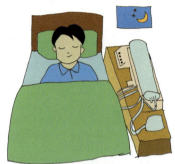

持续性非卧床腹膜透析　　　　　自动化腹膜透析

腹膜透析的方式有很多，患者需要根据自身的病情、年龄、身体条件、生活习惯等因素综合考虑，并且在医生的指导下合理地选择治疗模式，才能达到理想的治疗效果，拥有更高的生活质量！

（米秀英）

第三节 腹膜透析异常情况的处理

我马上要回家自己做腹膜透析了，有哪些常见的问题需要注意呢？

好的，接下来我就讲讲腹膜透析时异常情况的处理。

一、透析液灌入或引流困难

原因 A：管路受压或扭曲。

处理：①检查是不是所有夹子和旋钮都打开了。②检查管路是不是扭曲或压折。③改变身体的位置，轻捏透析液袋，看引流是否改善。④是否最近几天没有大便，便秘可引起肠道扩张，压迫腹透管导致引流不畅。若无大便，可以在医生指导下服用缓泻药。⑤透析液灌入时，查看透析液位置是否不够高。

原因 B：纤维条索阻塞。

处理：立即回医院就诊。

原因 C：腹腔内导管移位。

处理：立即回医院就诊。

二、连接短管接头被污染或短管接头不慎脱落

原因：操作不规范。

处理：①用蓝夹子夹闭连接管。②换新的碘液微型盖。③立即回透析中心请腹透护士更换短管。

三、漏液

原因 A：双联系统管路破裂。

处理：①立即关闭连接短管。②用两个蓝夹子将破裂处两端夹闭。③重新更换一袋腹透液进行换液。

原因 B：连接短管闭合不良。

处理：①立即用蓝夹子夹闭连接短管近端。②立即回透析中心请护士更换新的连接短管。③重新学习短管旋钮开关的使用方法。

原因 C：腹膜透析管破裂。

处理：①立即用蓝夹子夹闭腹膜透析管近端。②立即回透析中心请医护人员进行处理。

四、管组脱落

原因：腹透管/连接短管与钛接头接口脱落。

处理：①立即用蓝夹子夹闭腹膜透析管近端。②立即回透析中心请医护人员进行处理。

五、引流液含纤维蛋白

对于引流液含纤维蛋白的情况，若含量少，则继续观察；若含量增加，打电话至透析中心咨询医护人员。

六、透出液呈红色

原因 A：女性每个月经周期开始前的一两天，或剧烈活动，或搬重物后。

处理：①若量少、呈浅粉红色，无须特殊处理。②若量较多，可立即用1～2袋新透析液进行腹腔快冲。③必要时打电话至透析中心咨询医生。

七、进水时不适/腹痛

当进水时不适/腹痛时，注意水温是否过冷或过热，或将透析液高度放低少许，以减慢流速，并检查刚才的引流液有无异常情况。

除了上面这些情况,最需要注意的就是腹膜透析最常见也是对患者威胁最大的并发症——腹膜炎!

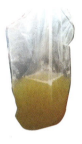 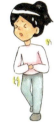 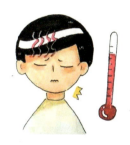

透出液浑浊　　　腹痛　　　　发热

腹膜炎的三个症状

一旦出现上述任何一种症状,要立即联系透析中心。腹膜炎不会自行消失。若出现症状,应保留浑浊的透析液,带至医院化验,不要随意倒掉。

导管出口处感染是导致拔管和腹膜炎的常见原因。

导管出口处有感染的四个症状:
(1) 出口处有脓性分泌物。
(2) 按压时疼痛。
(3) 出口处可见发红。
(4) 可有肿胀。

如果发现上述症状中的任意一个,就应立即联系透析中心。出口处的细菌可能会沿着透析导

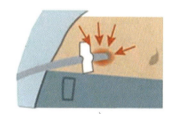
导管出口处感染

管侵入腹腔,引起腹膜炎。如果按压皮下隧道段皮肤有疼痛感,意味着可能发生了隧道感染。其体表可能出现红肿、压痛明显,常合并出口处感染。一旦发生隧道炎症,需要立即治疗,否则极易导致腹膜炎。

(陈四英)

第四节 腹膜透析的日常护理

一、居家腹膜透析物品

圆珠笔
用来记录数据

手表或闹钟
定时提醒透析时间

干净的纸巾和毛巾
擦拭桌面

纱布（约8 cm×8 cm）、纸胶布

紫外线灯
用来定期消毒房间

酒精
用来消毒桌面

消毒棉签
用来杀菌消毒

恒温加热装置
用来加温透析液，特别在冬天时

洗澡保护袋
洗澡的时候用来保护导管和出口处

洗手液
用来清洁双手

体重秤
用来称量体重

磅秤
用来称量透出液重量

口罩
操作过程戴上口罩

体温计
用来测量体温

电子血压计
用来测量血压

输液架
用来悬挂透析液

听诊器
用来检测心率

《腹透居家日记》
可向医护人员索取

居家腹膜透析物品

二、腹膜透析液的浓度规格

葡萄糖浓度：常见的葡萄糖浓度主要有1.5%、2.5%、4.25%，不同葡萄糖浓度的腹膜透析液清除人体多余水分的能力不同。一般来说，葡萄糖浓度越高，其清除水分的能力越强。

钙离子浓度：透析患者常伴有钙代谢紊乱，因此临床上提供不同钙离子浓度的腹膜透析液供患者使用。有高于人体生理浓度的标准腹膜透析液，以及等于人体生理浓度的低钙腹膜透析液。

根据患者的自身情况，医生会选择合适的葡萄糖浓度及钙离子浓度的腹膜透析液，以满足治疗需求。

三、无菌操作原则

1. 无菌操作原则的关键
（1）按照培训要求彻底地清洁和擦干手。
（2）记住透析用品的哪些部位是无菌的。
（3）不要触碰无菌端口。

2. 无菌操作的目的

无菌操作是为了预防腹膜炎等感染并发症的发生。腹膜炎是由细菌进入腹腔引起的，一旦发生腹膜炎，不仅会带来身体上的不适，如发热、腹痛，而且会丢失大量的蛋白质，影响

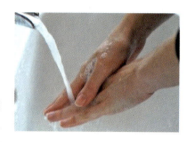

洗手

残余肾功能，反复发作时甚至会因为腹膜硬化而无法继续腹透治疗，导致增加额外治疗费用。因此，保持无菌、规范操作、预防腹膜炎是腹膜透析治疗过程中的重要环节。

3. 无菌操作的步骤

（1）换液的地方应该洁净、干燥和光线良好，避免因视线不清造成意外感染；定期使用紫外线灯消毒可以减少空气和周围环境中的细菌数量。

（2）每次更换腹膜透析液时请遵循正确的操作步骤，注意不要污染无菌物品。换液操作时戴上口罩，口罩应罩住口、鼻，以防口腔和鼻腔里的细菌在更换透析液时通过空气污染管路及接头。

（3）正确洗手十分重要。我们的双手每时每刻都有细菌，特别是指甲缝及手指之间。洗手最好使用含抗菌成分的洗手液。认真洗手可以减少手上细菌的数量，减少感染的机会。

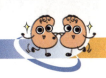

慢性肾脏病日常护理那些事

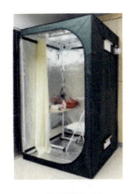

无菌操作场所

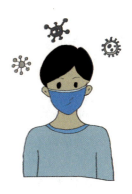

戴口罩

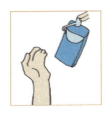

将适量酒精擦剂置于掌心，均匀涂擦

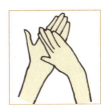

掌心对掌心

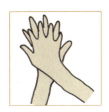

手指交错，掌心擦手背、左右交替

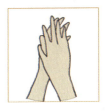

手指交错，掌心擦掌心

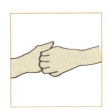

两手互握，互擦指背

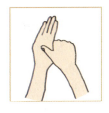

拇指在掌中转动，左右交替

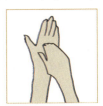

指尖摩擦掌心，左右交替

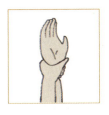

擦手腕，左右交替

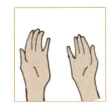

直至干透

正确洗手步骤

（4）认真进行出口护理，减少导管出口处皮肤细菌滋生的机会。

（5）消化道在正常情况下有细菌寄生。便秘或腹泻时，这些细菌可穿过肠壁进入腹腔而引起腹膜炎。平日饮食中注意增加富含纤维素的食物，保持适量的运动，避免便秘的发生；同时饮食应清洁，避免腹泻的发生。

四、标准换液操作

无菌操作是每日换液的关键，目的是进行安全换液，从而预防腹膜炎的发生。透析患者应严格按照护士培训的内容进行操作。

1. 准备

（1）清洁桌面，预备所需物品，包括腹膜透析液、口罩、碘液微型盖、蓝夹子。检查透析液的容量、浓度和有效期；检查碘液微型盖的有效期及包装是否密封。

（2）戴口罩，清洗双手，打开透析液外袋，检查接口拉环、管路、绿色易折阀门杆和透析液袋是否完好无损。

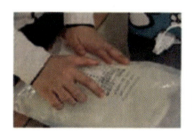 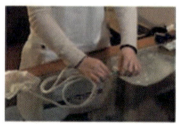 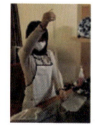

检查腹膜透析液

2. 连接

（1）取出身上的短管，确保短管为关闭状态。

（2）用手夹住腹膜透析双联系统。

（3）拉开新鲜腹膜透析液接口拉环，取下短管上的碘液微型盖。

（4）旋转透析液管路连接端口，与短管末端迅速相连，连接时应将短管口朝下。

（5）旋拧管路连接端口使其与短管至完全吻合。

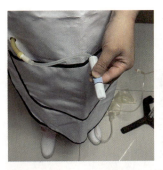
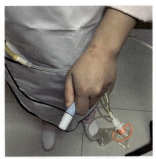

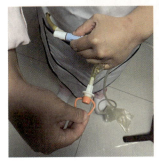
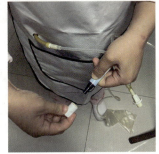
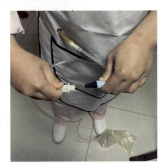

连接短管

3. 引流

（1）悬挂透析液袋，将引流袋放于低位。
（2）用蓝夹子夹住入液管路。
（3）打开短管旋钮开关开始引流。

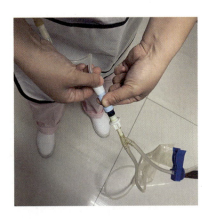

引流

4. 冲洗

（1）关闭短管旋钮。

（2）将透析液袋口的绿色折头折断。

（3）打开入液管路的蓝夹子，引流使透析液流入引流袋，并慢数 5 秒后再用蓝夹子夹闭引流液管路。

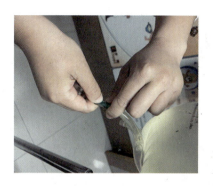

冲洗步骤

5. 灌注

（1）打开短管旋钮开关，使透析液灌入腹腔。

（2）灌注结束后关闭短管。

（3）用另一个蓝色夹子夹住入液管路。

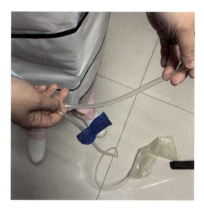 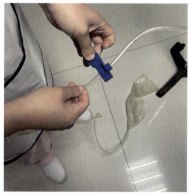

灌注

6. 分离

（1）检查碘液微型盖的有效期、密闭性，撕开外包装。

（2）将短管朝下，短管与透析液管路连接端口分离，旋拧碘液微型盖使其与短管至完全密合。

（3）准确做好记录，正确分类处理使用过的物品。

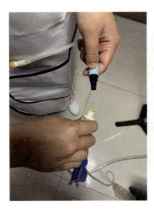 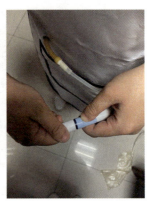

分离及封管

对于腹膜透析患者来说，定期随访和复查有利于医生和护士及时了解患者情况，预防并发症的发生；一旦出现相关并发症，可及时得到诊治，避免因延误治疗而导致不良预后。

患者平日居家透析，定期至医院随访，可以结识许多患者朋友，大家可以交流透析经验和生活体验，使透析治疗顺利进行，摆脱病痛和不适，拥有愉快健康的生活。

（郭德久　米秀英　陈四英）

第六章 肾移植手术的日常护理

第一节 肾移植知多少

肾移植就是将健康的肾脏移植给有肾脏病变并丧失肾脏功能的患者,俗称"换肾"。

人体有左、右两个肾,通常一个肾就可以支持正常的代谢需求,当两个肾的功能均丧失时,患者就必须进行透析或者肾移植才能维持生命。

换肾后,患者不再局限于每周 3 次到医院透析,生活质量会上一个台阶,肾移植无疑是治疗慢性肾功能衰竭的最佳方法。但并非所有肾功能衰竭患者均可很好地耐受换肾手术及术后的大剂量激素和免疫抑制剂治疗。合并以下疾病的患者在考虑行肾移植前必须慎重:

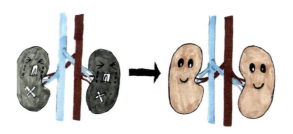

肾移植

(1)活动性肝炎的患者不宜做肾移植。
(2)对于冠心病、不稳定性心绞痛的患者一般不宜马上做肾移植。

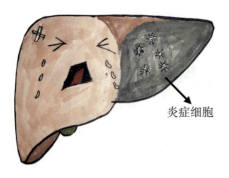
活动性肝炎

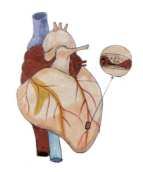
冠心病，不稳定性心绞痛

（3）活动性消化性溃疡病患者不宜马上做移植。

（4）体内有活动性慢性感染病灶的患者，应先系统治疗，控制稳定后再做肾移植。

（5）恶性肿瘤已发生转移或发病2年以内的患者禁忌行肾移植。

（6）伴发其他重要脏器终末期疾病，如慢性呼吸功能衰竭、心力衰竭、肝衰竭、严重心血管疾病等（器官联合移植除外）。

（7）严重的泌尿系统先天性畸形。

（8）艾滋病活动期。

（9）淋巴细胞毒抗体或群体反应性抗体强阳性者。

（10）凝血机制紊乱。

（11）精神病和精神状态不稳定者，或尚未控制的精神病。

（彭文渝）

第二节　肾移植术前护理

当患者决定要做肾移植时，由于身体条件或肾源等原因，在肾移植前，患者可能要做相当长时间的准备。

一、患者准备

应规律透析、按时服药,将身体调整到最佳状态,随时准备接受换肾手术。

二、心理准备

肾移植对于患者来说无疑是一个大手术,患者需要以良好的心态去迎接这个挑战。尽早了解肾移植相关的基本知识,以便对移植的术前准备、手术过程及术后恢复中的注意事项和可能发生的问题有比较全面的了解,这样可以减少患者对手术的恐惧和不安,保证患者在移植前具有良好的情绪和精神准备。对患者来说,良好的心态、稳定的情绪、必胜的信心有助于肾移植成功。过度焦虑及恐惧都会严重影响移植肾恢复功能,影响与医师的配合,影响移植成功。由于肾源稀缺,准备接受肾移植的患者需要有相当的耐心等候,对此要有充分的心理准备。

三、术前检查

(1)体检。肾移植手术是一项难度很大且风险很高的大型手术,因此术前必须进行全面检查,充分评估身体情况,排除不利于手术的因素,保证肾移植术的顺利进行。

(2)配型。术前须进行移植人类白细胞抗原(HLA)基因配型、群体反应性抗体检查、供受体淋巴细胞毒交叉试验,必要时行巨细胞病毒抗原检测。

(彭文渝)

第三节 肾移植术后护理

一、排斥反应

人体的免疫系统可识别细菌、病毒等"外来物",包括移植的肾,一旦发现外来物,免疫系统就会排斥,甚至攻击,这种能力就是我们常说的"身体抵抗力"。排斥反应是肾移植后较常见的并发症，轻则发热，体温可达38 ℃以上，伴有乏力、关节酸痛、体重增加、血压升高、尿量减少、移植肾胀痛及肿大等；重则新肾坏死，甚至危及生命。

随着移植前器官配型方法和外科技术的改进，新型高效抗排斥药物的使用和免疫监测技术的不断提高，排斥的发生或移植肾丢失率较以往大大减少。如果选择最佳的组织配型，围手术期应用抗体诱导治疗和新型免疫抑制剂进行有效的免疫状态监测，大部分的排斥反应是可以避免或逆转的。

二、服用免疫抑制剂

肾移植后，为了保护新肾能够存活下来，就要降低免疫系统的识别和攻击能力。免疫抑制剂能降低免疫力，减少排斥反应的发生。

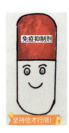

坚持服用免疫抑制剂

三、术后复诊

肾移植术后1～3个月：此时是急性排斥反应发生的高危期，手术创伤已基本恢复，免疫抑制药的血药浓度已逐步平稳，但发生感染的机会相应增加，免疫抑制药在体内长期作用导致的一些副作用逐渐表现出来。这时仍然需要及时复查，成年肾移植患者开始时每周复查1次；如病情平稳，根据医生的意见可以逐渐延长复诊间隔时间，最长每3周1次。

肾移植术后3个月后至1年：此时移植肾急性排斥反应的发生率虽有所下降，但仍应注意观察，感染（肾移植术后1～6个月是感染高发期）和免疫抑制剂的不良反应是复诊的重要内容。成年肾移植患者可根据病情及医生的意见，将复诊间隔时间由每4周1次逐渐延长至每8周1次。

肾移植术后1年：经规律的免疫抑制治疗后，发生急性排斥反应的可能性明显降低，多数患者不必频繁地检测和调整血药浓度，但此时应注意观察移植肾的功能和尿蛋白等，同时评估免疫抑制剂的效果、毒性及费用。根

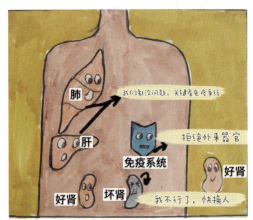

排斥反应

据病情及医生的意见，成年患者可由每 2 个月复诊 1 次逐渐延长至每半年复诊 1 次。肾移植术后 1 年的患者不必每次都到移植中心复诊，但患者至少每 2～3 个月要进行 1 次实验室检查，每 4～6 个月到有条件的门诊进行 1 次复诊，在此期间，如患者病情出现变化，要及时复诊。需要强调的是，患者至少每年要到做手术的移植中心或指定的移植中心进行一次系统评估。

四、居家生活注意事项

（1）自我监测。①每日记录体重 1 次，最好在早餐前、大小便后，准确测量。②准确记录入量，根据尿量调节入量，保证每日生理需要量，防止脱水和水肿。③记录 24 小时尿量，或分别记录白天和夜间尿量，以协助判断移植肾的浓缩功能。④每日记录 4 次体温，分别是晨起、中午、下午及晚睡前的体温，注意记录晨起时及午睡后的体温。⑤每日测量 4 次血压，分别是晨起时、上午 10 点、午睡后及晚睡前的血压。⑥学会自我触诊的方法，监测移植肾脏的大小、软硬度及有无触痛。实时掌握自己的病情变化，预防出现排斥反应。

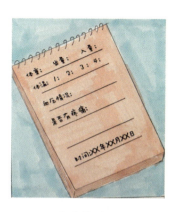

自我监测

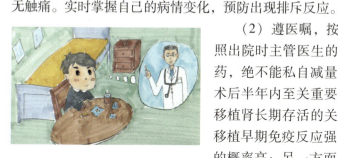

遵医嘱服药

（2）遵医嘱，按时、按量服药。要按照出院时主管医生的嘱咐，定时、按量服药，绝不能私自减量及调整药物，尤其在术后半年内至关重要。术后半年内是影响移植肾长期存活的关键时期，一方面，肾移植早期免疫反应强，发生急性排斥反应的概率高；另一方面，早期应用免疫抑制剂的剂量较大，容易并发感染。

（3）讲卫生、防感冒。由于需要服用抗排斥药，自身抵抗力低，细菌、病毒等容易进入体内引起感染，影响新肾的存活，因此肾移植后，患者要注意卫生，包括个人卫生、环境卫生和饮食卫生，预防感染。

个人卫生：勤洗澡洗头、勤漱口刷牙、勤换洗衣服、勤剪指甲。

环境卫生：单独居住一间房，被褥勤换洗，定期消毒房间，其他房间、客厅、厨房、浴室等定期清洁。

饮食卫生：注意食物的卫生，冰箱定期清洁。

（4）出行要防护。尽量少去人群聚集的地方，如商场、聚会、婚宴、网吧等，在流行性感冒、流行性脑炎、肺炎等流行季节，不宜到公共场所。确实需要出行则须做好防护措施，如穿长衣、长裤，戴口罩等。

五、术后饮食

（1）术后早期：术后2～3天可予易消化、低蛋白的流质饮食，如米汤、牛奶、果汁、菜汁等。术后3～5天予易消化、高蛋白、无刺激、质软、少渣的半流质饮食，如米粥、蛋花汤、鸡蛋肉丝面、青菜叶等，禁吃过咸的食物。进食原则为少量多餐。术后5～10天应尽早给予优质高蛋白、高维生素、低盐、低脂软食，优质蛋白主要是动物性蛋白，如鱼、蛋、奶、禽、瘦肉等。由于富含植物蛋白的花生、大豆、豆制品代谢后会产生大量胺，加重肾负担，因而宜少食用。

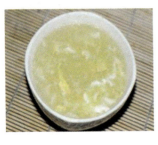 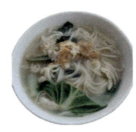 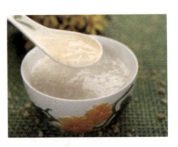

汤　　　　　　　　　　面条　　　　　　　　　　米汤

（2）术后中期：术后10～30天的饮食原则为低糖、低盐、低胆固醇及优质蛋白普食，摄入动物蛋白如鸡、鸭、鱼、蛋、肉时必须同时食用主食，如馒头、米饭、面包、藕粉等，保证足够的热量摄入，促进蛋白质的吸收。

（3）术后后期：术后3～6个月后正常饮食。

特别注意：因大量免疫抑制剂的应用使机体抵抗力降低，因此食品一定要新鲜、质量好，饭菜要煮熟，不吃外卖熟食，防止胃肠道疾病的发生。

六、术后运动

术后运动这是很多肾移植患者关心的问题。肾移植后不但可以运动，而且应该运动，只要循序渐进、逐步增加运动量，身体是能够适应的。

（1）有氧运动。根据自己的兴趣爱好选择合适的项目。①散步。肾移植术后开始锻炼时，散步是一种很好的有氧运动，建议每周散步3次，每次

20～30分钟，速度达到刚好可以提高心率的程度，感觉累时要及时休息。②打八段锦、五禽戏、太极拳等，不仅能增强体质，还能修身养性，陶冶情操。

（2）锻炼一定要循序渐进：开始时，每天多次短时间的锻炼，以后逐渐增加锻炼强度及时间，每次锻炼时以心跳加快、呼吸加深、锻炼后不产生肌肉酸痛为佳，每周锻炼3～5次。手术后3个月内，不可进行提举重物、仰卧起坐等强度较大的运动；3个月后基本可以做任何运动；1年后可以从事各种体育锻炼，但对一些对抗性很强的活动则要注意，如篮球、足球等，有可能会伤及移植肾，重者可使移植肾破裂，应注意避免。此外，在平时锻炼时要注意保护移植肾，不要过分挤压移植肾区。一般不宜从事重体力劳动，务必做到劳逸结合，防止劳累过度、抵抗力下降而诱发感染。

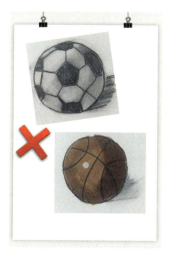

避免足球、篮球等对抗性运动

（3）户外活动和旅游：术后3个月内，由于免疫抑制药物用量较大，身体虚弱，容易感染，外出需戴口罩，并避免出入人群密集的公共场所，如酒楼、戏院、市场、超市等，尽量避免接近患有传染病的人群，但可以去通风、人少的公园。户外活动还要避免阳光直接暴晒。1年内避免旅游，1年后随着自身抵抗力增强、感染风险下降，可以出门旅游，但要带足口服药品。

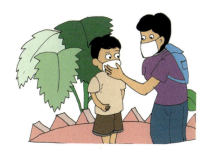

外出戴口罩

七、术后工作注意事项

肾移植术后经过一段时间的休养，精神和身体状态都会有所恢复。一般来说，术后半年左右可以参加工作，但要视手术后服药剂量及工作的形式和性质而定。一般先从事半日工作，工作宜简单；待3～4个月适应后可改为全日工作，一天的工作中要有固定的休息时间，不宜过度操劳，而且应保持规律的正常生活。肾移植患者术后3个月，一般可参加轻体力劳动，如一般家务劳动，但应避免过分劳累的体力劳动，注意防止移植肾的损伤。手术后

3个月内不能提重物。活动要由少增多，慢慢增加，不能过度。

八、术后性生活注意事项

肾移植后只要恢复性能力，就可以过性生活。考虑到尿毒症的后续影响和身体的恢复，一般在手术后2个月，感觉身体舒适的情况下才可进行性生活。考虑到移植肾的特殊位置，在性生活的过程中要注意对移植肾的保护，性生活的频度应根据身体状况而定，以次日精神好、无疲劳感，以及无腰酸等症状为适度。性生活后要特别注意会阴部的清洁，以防止泌尿系感染。要注意的是，性生活也是感染的传播途径，如接吻可以传播流感，性交可以传播淋病、梅毒、尖锐湿疣、疱疹等性传播疾病。在性生活中加强自我保护是非常重要的。正确使用避孕套可以极大地降低感染性传播疾病的风险。

（彭文渝　鲁鹏）

第七章 慢性肾脏病日常饮食指导

随着血液透析的广泛开展及医疗保障的日趋完善,与患者的生活质量相关的营养问题也越来越受到广泛的关注。饮食指导对慢性肾脏病患者至关重要,如何预防并发症和提高生活质量,患者能否回归社会和恢复工作体能,关系到患者今后生存及预后的方向。

第一节 慢性肾脏病蛋白营养治疗专家共识

限制蛋白质饮食是治疗慢性肾脏病特别是慢性肾功能衰竭的一个重要环节。

一、非透析患者的蛋白质限制

在代谢稳定的慢性肾脏病3~5期的成年患者中,建议使用或不使用酮酸类似物进行蛋白限制,以降低终末期肾脏病死亡的风险,并改善生活质量。

二、糖尿病患者的蛋白质摄入

在慢性肾脏病3~5期的成年糖尿病患者中,为保持稳定的营养状态和优化血糖控制,建议每日摄入0.8~0.9 g/kg理想体重的膳食蛋白。

三、维持性血液透析和腹膜透析患者的蛋白质摄入

在代谢稳定的血液透析和腹膜透析的慢性肾脏病成年患者中,建议规定

每日摄入 1.0～1.2 g/kg 理想体重的膳食蛋白，以维持稳定的营养状态。

四、进行血液透析和腹膜透析的成年糖尿病患者的蛋白质摄入

对于进行血液透析和腹膜透析的成年糖尿病患者，建议每天摄入 1.0～1.2 g/kg 理想体重的膳食蛋白，以维持稳定的营养状态。对于有高血糖和/或低血糖风险的患者，可能需要考虑更高水平的饮食蛋白摄入以维持血糖控制。

（刘泽萍）

第二节　解密干体重

血液透析知识小测试

范阿姨，57岁，曾腹膜透析治疗6年，现血液透析治疗3年。最近经常在治疗快结束时出现低血压发作，伴有一些不适症状（肌肉痉挛和透析后的头晕等）。这最可能的原因是什么？

A. 干体重设定得太低。
B. 干体重设定得太高。
C. 患者对透析液过敏。
D. 患者表现出低钾血症的迹象。

（答案：A）

一、什么是干体重

干体重是指进行血液透析的患者在透析结束时的目标体重，即清除体内多余的水分后，患者无颜面水肿、喘息或端坐呼吸、双下肢水肿等症状，同时无颈静脉怒张、肺部湿啰音及哮鸣音、心界扩大、肝肿大等液体潴留的体征，且血压、心率、呼吸等生命体征平稳时的体重。

简单来说,干体重就是透析后感觉"最舒适"时的体重。

干体重是评估透析充分性的重要指标之一。干体重不是一个固定值,需要定期评估。患者及家属一定要对体重和干体重做到心中有数。这不仅需要医护人员的管理、家属的监督,更需要患者的积极主动配合。

二、干体重不达标的危害

偶尔一次透析后体重稍超过或低于干体重一般不会引起太大的危害,但若长期这样就容易诱发各种并发症。

1. 干体重设置过高

(1) 干体重设置过高,体内水潴留,使身体容量负荷增加,导致高血压及引发左心室肥厚、心衰、脑出血等疾病,而影响透析生活和生存质量。

(2) 长期高容量负荷和肾素-血管紧张素-醛固酮系统的激活,会导致体内交感神经兴奋性增高,造成动脉压力增高、心律失常等。

2. 干体重设置过低

(1) 干体重设置过低,会引起低血压,严重的会导致内瘘闭塞。

(2) 影响残余肾功能,加速残余肾功能的衰退甚至丧失。

(3) 引起血液透析间期低血压,从而引发一系列的并发症,如脑供血不足、体位的变换引起头晕、眼花等。

如果血液透析患者在接近治疗结束时经常出现低血压发作,伴有肌肉痉挛和透析后头晕等不适,最可能的原因是干体重设置太低。如果出现这些症状,则需要调整干体重。

三、透析治疗生活注意事项

1. 每日定时自测体重

根据体重变化调整水分的摄入,测量时间应注意固定在清晨起床并排尽大小便后，排除饮食、衣物的影响。

2. 纠正不良饮食习惯

避免摄入含水量多的食物，如稀饭、面条等。间隔一天透析，体重增长不超过干体重的3%，间隔两天透析，体重增长不超过干体重的5%。

3. 避免体重增长过多

如果是体重轻、高龄、心功能不好的患者，透析间隔期体重增长应比上述更少。

4. 每次透析保持较低的脱水量

这样可减少透析过程中的并发症，对透析的长期生存率是非常有益的。

5. 限制水、钠（盐）的摄入

健康人每人每天摄入不超过6 g盐（钠），糖尿病非高血压患者每天不超过5 g盐（钠），高血压患者每天不超过3 g盐（钠），透析患者每天钠摄入量应控制在3～5 g。有严重高血压、水肿或血钠较高者，每天钠摄入量应控制在2 g以内。

含钠多的食物有哪些？

含钠多的食物，例如：

各种调味料：酱油、味精、鸡精、番茄酱等。

深加工食品：咸鸭蛋、香肠、火腿、腌制罐头、榨菜、豆腐乳、咸菜、豆腐干等。

其他：汤泡饭、炸酱面、挂面、果脯、薯片、白面包、饼干、早餐麦片等。

有些"机智"的患者在超市里面找到了它——低钠盐。一看名字就很开心："食用低钠盐""这下可以了吧？又能保持好味道，又按照您说的少吃盐了……"但是，真的是这样吗？

低钠盐是将食盐中30%的氯化钠转化成氯化钾，口味改变不大，钠的含量却大大减少了,但钾含量却增加了。对于尿毒症患者来说,肾小球滤过率的下降使肾脏对钾的清除能力下降,食用低钠盐会造成高钾血症,随时有可能引发生命危险。

下面这些透析患者烹饪小技巧你知道吗?

(1) 食材鲜:采用新鲜食品加工,可以享用到食品本身所特有的鲜味。

(2) 易入味:选用易于入味的食材。

(3) 善调味:使用新鲜的香辛调料增加食物味道,如辣椒、姜、蒜、柠檬、洋葱等。

(4) 晚放盐:如果做菜的时候早放盐,那么盐会渗入食材内部,尝起来会觉得咸味不足,不知不觉就会多放盐了。

(5) 多放醋:酸味可以强化咸味,酸味还能让味蕾兴奋起来,可以促进消化、提高食欲、增加矿物质吸收。

(6) 少放糖:糖有可能会减轻菜的咸味,这样可能又会不知不觉地增加盐的摄入。

(7) 少用油:可以先把食材,如煮熟,然后再蘸调味料或者调味酱吃;或先将肉用调味料腌一下,再放入烤箱或微波炉里加热。这样口味上不会受到损失,油也可以少放或者不放,两全其美。

(8) 严控盐:采用控盐勺,如 2 g、6 g 等规格,科学计算烹调所放的盐量。

每天将 6 g 盐全部化入 20 mL 温水,一天中做菜的时候分次使用,也可以起到良好的控盐效果。

(9) 避免或减少餐馆用餐。

透析患者的控水小技巧了解一下哦!

(1) 每天多次、少量喝水:使用有刻度的容器,固定每天的饮水总量。

口渴时，使用吸管或少量喝水，缓解口腔干燥感即可。若每周透析3次，饮水量总量＝前一天的尿量＋500 mL。

（2）局部刺激口腔：凉的、固体的、有味的物品比常温的、无味的更能缓解口渴，如口含冰块、柠檬水漱口、咀嚼无糖口香糖、口含薄荷糖及话梅糖等。

（3）穴位按压：每周3次，每次持续3分钟按压廉泉穴及翳风穴，4周后口渴感显著缓解。此外，远离烈日暴晒、禁烟、酒或含有咖啡因的饮料也可以减少口渴感的产生。

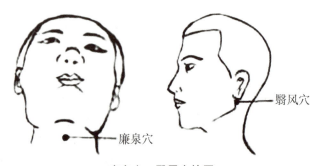

每天应摄入多少水分？

- 总原则：量出为入，保持平衡。
- 出量：尿量、吐泻量、汗液、透析脱水量等
- 入量：饮水量、食物中含水量、体内新陈代谢生水量总和。

透析次数/周	全天的水分摄入量
3次	前一日尿量＋500 mL
2次	前一日尿量＋300 mL
1次	前一日尿量＋100 mL

透析患者每日摄水量

廉泉穴、翳风穴按压

（刘泽萍　潘爱萍）

第三节　高钾血症

人体内90%的钾靠肾脏排泄。透析患者肾脏功能明显衰退，对血钾水平的调节能力明显下降，这时候就需要从饮食上控制钾的摄入，避免"祸从口入"，严防致死性的高钾血症。

一、高钾血症

人体血钾的正常值为 3.5～5.5 mmol/L，但国外很多相关指南将血钾水平大于 5.0 mmol/L 时即称为高钾血症。高钾血症的临床表现无特异性，甚至不明显，因此说高血钾是慢性肾病的"隐形杀手"一点也不为过。患者早期可能会出现四肢及口周感觉麻木、极度疲乏、肌肉酸疼、心跳减慢、心音减弱、恶心、腹痛等症状，随着血钾升高会出现指端麻木、肌无力、血压降低、嗜睡，当血钾浓度大于 6.5 mmol/L 时可导致患者的心脏在数秒至数分钟停止跳动，危及生命。

二、高钾血症的危害

高血钾对身体的影响主要是肌肉和心脏，可以引起致死性心律失常，是维持性血液透析患者猝死的常见原因。高钾血症不仅可造成心肌、骨骼肌的损害，还可影响神经、呼吸、循环、消化等系统的功能。

三、需要警惕高钾血症的人群

（1）肾小球滤过率小于 60 mL/（min·1.73 m^2），即慢性肾脏病 3 期及以后的患者。

（2）服用普利类（如贝那普利）、沙坦类（如氯沙坦）、螺内酯、中药等药物的肾功能不全患者。

（3）血液透析患者。

四、血液透析患者出现高钾血症的原因

（1）钾摄入过多是首要原因。进食高钾食物，如水果、海产品、蔬菜等，均可引起高钾血症。

（2）透析不充分导致代谢性酸中毒。部分患者因经济原因常不能规律透析，每周仅透析 1 次甚至每月 1～2 次，间隔时间过长，钾在体内蓄积过多，代谢性酸中毒明显，使细胞内钾向组织间液转移，导致高钾血症。

（3）感染：全身或局部的感染，可使组织及细胞的分解代谢加快，从而导致血钾升高。另外，外伤、手术治疗期间也易出现高血钾，应加强重视。

（4）错误用药：如血液透析患者长期使用含钾高的中草药；因顽固性高血压使用血管紧张素转换酶抑制剂如卡托普利等，此类药物可通过抑制血管

紧张素转换酶，阻断肾素－血管紧张素－醛固酮系统，减少醛固酮生成，使血钾长期保持高水平。此外，大剂量青霉素钾盐和大量输入库存血等也是导致高血钾的原因。

五、高钾血症的预防

（1）严格控制饮食，少吃或者不吃高钾食物。

（2）蔬菜最好水煮后再食用，不要用菜汤、肉汤拌饭，炒菜时不要用淀粉勾芡。不要饮用浓缩果汁，不要一次食用大量水果，更不要同时食用几种高钾食物。

常见高钾食物

食物类别	食物名称
水果、果汁、果干	香蕉、牛油果、椰子、哈密瓜、猕猴桃、杧果、橘子、橘汁、油桃、水果干等
蔬菜	海带、紫菜、木耳、莲藕、山药、胡萝卜、菠菜、西红柿、包菜、芹菜、蘑菇、黄豆、黑豆、豌豆、绿豆、蚕豆、青豆等
主食	马铃薯粉、荞麦、荞麦面、马铃薯、高粱米、黑米等
肉类	火鸡腿、动物内脏、牛肉干、乳鸽等
小吃	绿豆糕、玉米花等
奶类	全脂牛奶粉、奶片、奶酪等
干果	松子、榛子仁、开心果、腰果、莲子干、西瓜子、南瓜子、杏仁、花生仁等

（3）不盲目服食中药。研究表明，某些中药如昆布、旱莲草、青蒿、益母草、茵陈、牛膝，以及中成药附桂八味丸、知柏八味丸、济生肾气丸、柴朴汤等含钾较高。

（4）养成规律排便的习惯。便秘者可酌情服用大黄苏打片或麻仁软胶囊，以减轻便秘，防止钾离子在体内蓄积。

（5）定时、定点规律地进行血液透析，防止因透析不充分导致高钾血症等并发症的出现。

总的来说，大多数蔬菜含钾都不低，尤其是绿色、黄色等颜色鲜艳的蔬菜和根茎类蔬菜；水果是钾元素的重要来源，且含钾普遍偏高；钾非常容易溶于水，汤水类食物含钾丰富；水产品是各种肉类中含钾较高的种类；低钠盐、低钠酱油、番茄酱、榨菜等也含有丰富的钾。

> **限钾小妙招**
>
> （1）蔬菜去钾：蔬菜浸泡30分钟以上或水煮2分钟再烹调，可减少1/2～2/3的钾。
> （2）水果去钾：加水煮后弃水，食用果肉，可减少1/2的钾。
> （3）超低温冷藏食品比新鲜食品含钾量少1/3。
> （4）避免使用低钠盐，其主要成分是氯化钾。
> （5）可将降钾药品常备在身边，与高钾食物同服。（不是很推荐）
> （6）根茎类应去皮，去皮后切成薄片，用水浸泡1天，不断换水，可减少1/2～2/3的钾。

为了避免高钾血症对身体造成不必要的伤害，透析患者除规律治疗外，日常饮食中应多了解食物中钾的含量并慎重选择，也可听取医生建议在家中备用降钾药物，以备不时之需。如果不慎多食或误食钾含量高的食物造成血钾浓度升高，必须立即到医院救治！

（刘泽萍　潘爱萍）

第四节　高磷血症

一、血磷

磷存在于人体所有细胞中，是维持骨骼和牙齿的必要物质，几乎参与所有生理上的化学反应。磷还是使心脏有规律地跳动、维持肾脏正常机能和传达神经刺激的重要物质。血磷主要是指血中的无机磷。正常人体的血磷浓度是相对稳定的，即在 0.81～1.45 mmol/L。改善全球肾脏病预后组织相关指南推荐慢性肾脏病3～4期患者的血磷水平应控制在 0.87～1.48 mmol/L，《血液净化标准操作流程》（2021版）规定血液透析患者的血磷水平应控制在正常范围接近正常值。透析患者因肾功能衰竭，不能将磷排出，极易发生高磷血症。当血磷浓度大于 1.45 mmol/L 时即为高磷血症。

二、血磷升高的原因

（1）肾脏对磷的清除能力下降。慢性肾脏病患者的肾小球滤过率下降，肾脏对磷的清除明显减少，导致血磷水平升高。

（2）进入透析后，随着蛋白摄入的增加，磷的摄入也会相应地增加。蛋白摄入越多，磷的摄入也就越多。如果摄入的蛋白质的量为 1.0～1.2 g/（kg·d）（平均每克蛋白质含磷 12～16 mg），磷的摄入量为 800～1 400 mg/d。

（3）继发性甲状旁腺功能亢进。尿毒症患者由于肾小球滤过率下降，血磷增高，血钙降低，会刺激甲状旁腺激素分泌。当肾功能严重下降时，全段甲状旁腺激素（iPTH）水平升高，其目的是增加尿磷的排泄，可实际上，肾小球的功能受损使得虽然 iPTH 水平升高却不能对持续增高的甲状旁腺激素做出反应以增加磷的排泄，从而导致血磷升高。严重的 iPTH 升高还会促进骨的溶解，升高血磷。

（4）医源性使用活性维生素 D。活性维生素 D 如骨化三醇、帕立骨化醇等药物的副作用之一就是可使肠道对钙和磷的吸收增加，促进钙、磷在骨的沉积。

（5）常规透析清除磷的能力有限。每次常规 4 小时的透析仅能排出 800 mg 的磷，每周 3 次只能清除 2 400 mg 的磷，部分磷蓄积在体内。因此，每周 3 次每次 4 小时的常规血液透析难以控制血磷在正常水平。

三、高磷血症的危害

高磷血症本身并无任何症状，但它会引发一系列并发症而导致严重后果，对患者生命造成威胁。

（1）继发性甲状旁腺功能亢进。高血磷和低血钙会刺激甲状旁腺，引起继发性甲状旁腺功能亢进，进一步加速骨盐溶解而释放更多的钙、磷，从而加重高磷、低钙血症和活性维生素 D_3 的缺乏，形成钙磷代谢紊乱的恶性循环。

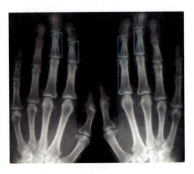

关节钙化

（2）心血管钙化，从而导致心血管疾病发生，增加死亡率。高血磷是心脑血管疾病发生、发展和心脑血管急性事件的危险因素，血磷每升高 1 mg/dL，急性心肌梗死的危险性增加 35%。

（3）血磷升高易引起皮肤瘙痒。

（4）引起骨质脆弱，导致骨痛、骨折。

（5）造成软组织和关节钙化。

四、血磷的控制

控制血磷的"3D"原则：Diet（少食磷），Dialysis（多透磷），Drug（药降磷）。其中，饮食降磷需要每一位肾病患者时刻注意。

透析患者每月饮食磷摄入应控制在 800～1 000 mg。

1. 严格控制饮食，少吃或不吃高磷食物

常见高磷食物

类别	食物名称
谷薯类	荞麦、燕麦、黑米、莜麦、高粱、青稞等
豆类	黑豆、黄豆、绿豆、青豆、豆腐干等
肉、蛋、奶类	松花蛋、鸭蛋、鸡蛋黄、海米、干贝、虾、鳕鱼、腊肉、动物内脏、奶酪等
坚果类	花生、核桃、腰果、榛子、开心果、西瓜子、芝麻、葵花子、栗子等
蔬菜水果	花椰菜、西兰花、莲藕、黄豆芽、苋菜、豌豆苗、石榴、椰子等
菌类	蘑菇（干）、木耳（干）、茶树菇（干）、口蘑
肉汤	骨头汤、高汤、火锅
加工食品及饮料	火腿肠、三明治、汉堡、巧克力、咖喱粉、芝麻酱、可乐、红茶、各类腌菜等

2. 避免食用含磷添加剂的食物

磷是加工食品中许多防腐剂和添加剂的主要成分，相较于未添加含磷添加剂的食物，含磷添加剂食物中磷含量显著增加近 70%。这些食物中的磷为无机磷，几乎 100% 被人体吸收。

高磷调味品：辣椒粉、咖喱粉、芝麻酱等。

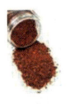
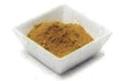
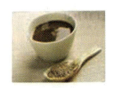

| 辣椒粉 | 咖喱粉 | 芝麻酱 |

高磷添加剂加工食品：香肠、火腿、汉堡等快餐食品。

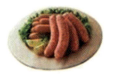
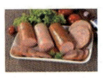

| 香肠 | 火腿 | 汉堡 |

高磷饮料包括：咖啡、奶茶、碳酸饮料、啤酒等。

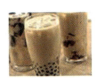
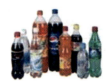

| 咖啡 | 奶茶 | 碳酸饮料 | 啤酒 |

3. 采用合理的烹饪方法

水煮可降低食物中磷的含量且有效保留蛋白质，但会使汤中含有大量的磷。因此，煮肉时将肉汤弃去再食肉、少许肉汤拌米饭等是较好的低磷饮食方式。

4. 定期抽血复查血磷

定期抽血监测血磷变化，严格控制饮食，将高磷血症扼杀在萌芽阶段，以保证生活质量。

5. 低磷饮食小技巧

（1）食材煮一煮。根茎类蔬菜，如土豆去皮，切成块，水煮后再烹饪；绿叶类蔬菜洗净切成段，水煮后再烹饪；肉类食物切成块后水煮再烹饪。煮一煮再烹饪可有效减少食物中的磷、钠、钾等，烹饪好的食物弃汤再吃。研究表明，水煮可以减少蔬菜中51%的磷及肉类食物中38%的磷。

（2）少食加工食品。市场上销售的饮料、加工过的肉制品、速食食物、快餐、奶酪及冷冻产品等均含食品添加剂，添加剂中的磷是无机磷，容易被肠道上皮吸收入血，应尽量少吃。

（3）进食中配合磷结合剂。磷结合剂通过与食物同服减少食物中磷的肠道吸收，从而达到降低血磷的目的。在限制饮食、充分透析的基础上，血磷进行性、持续性升高时，应当开始药物治疗。含钙的磷结合剂有碳酸钙、醋酸钙，不含钙的磷结合剂有铝剂、司维拉姆、碳酸镧。

（刘泽萍　姚小玲）

第八章 慢性肾脏病日常运动指导

慢性肾功能衰竭患者能做运动吗?答案是肯定的,运动有助于身体的恢复,有益于身体健康。

但是,运动是把双刃剑,只有适当的、正确的运动才有益于身体健康,而错误的或过量的运动则会损伤身体。慢性肾脏病患者的运动以有氧运动为主,需根据自身的体力及心肺功能来选择运动方式和运动强度。

慢性肾脏病患者无论做哪种运动,都应遵循以下原则。

一、常规原则

(1) 身体无不适时方可运动。
(2) 饭后不宜立即运动,中高强度运动后不宜立即进食。
(3) 应选择舒适天气进行运动,避免在酷暑等天气。
(4) 穿合适的鞋子及与气温适宜、宽松舒适的衣裤。
(5) 运动前应做好充分的准备活动。

二、循序渐进原则

(1) 运动强度应从低开始,等身体适应后再缓慢加大运动强度。
(2) 运动量应视自身身体情况而定,逐步适应后再慢慢调整运动量。

三、运动适宜原则

(1) 运动时以感觉心跳稍微加快为宜。
(2) 运动时如说话困难或呼吸困难,则提示运动强度过大。

（3）运动后以感到兴奋为宜，如感到疲惫无力则说明运动量过大。

（4）运动后出现明显的关节僵硬、疼痛或肌肉酸痛，则提示运动量过大。

第一节 散步及慢跑

慢性肾脏病患者一般都有疲乏无力的症状，有些患者即使什么都不做也会觉得疲劳，家属往往就会叮嘱一定要注意休息，千万不要再劳累。从病理的角度看，无论何种肾病，都存在着血液微循环障碍、血液黏稠度增加、血流缓慢、肾脏的血液灌注量减少等情况，适度运动有助于消除淤血，激发身体的机能和活力，因此，慢性肾脏病患者更应该学会正确运动，而不是长期卧床休息。

一、散步

慢性肾脏病患者首选的运动方式为适当的有氧运动，如室内运动及户外的散步、跑步、骑自行车、做广播操、健身操、太极拳等，帮助增强心肺耐力。每天都能做也应当做、且对身体益处多多的一项运动就是散步！

散步属于低强度运动。世界卫生组织指出，步行是"世界上最好的运动"。

1. 散步的好处

（1）加强肾脏的排泄能力。在运动过程中，肾脏排泄的代谢物将会增加，为了保持身体内环境的稳定，肾脏便会加速排泄代谢产物，以此来加强肾脏的排泄能力。

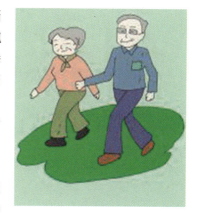

散步

（2）增强肾脏重吸收能力。运动中排汗增加，肾脏就会增加对水分和盐分的重吸收。

（3）增强心肺功能，促进生理机能改善，预防透析并发症，提高环境适应能力，减轻患者心理障碍。

2. 散步的注意事项

（1）选择适宜的天气散步，避开恶劣气候，最好在空气清新、环境安静的场所进行。

（2）冬春季节不要在风口或高层楼房下步行，以免感受风寒，发生上呼吸道感染，加重肾病。

（3）散步虽然有益，但应量力而行，宜缓不宜急。

（4）以个人体力定散步的速度和时间。运动过度会使人疲劳，抵抗力降低，从而诱发感冒或使肾炎病情加重。掌握运动的"度"对于慢性肾脏病患者来说非常重要。尤其在肾病急性期或严重期，更要慎重，应以劳而不倦、见微汗为度。

温馨提示

（1）高血压患者应选择晚饭后散步，一般来说，早晨人体血压最高，傍晚相对稳定。

（2）冠心病患者宜在餐后1小时慢步走，每日2～3次，每次半小时，以免诱发心绞痛，长期坚持散步有助改善心肌代谢，减轻血管硬化。

（3）糖尿病患者散步最好在餐后1小时进行，以减轻餐后血糖升高。不能空腹散步，否则很容易出现低血糖。餐后散步，每次以半小时至1小时为宜。正在用胰岛素治疗的患者应避开胰岛素作用的时间，以免发生低血糖反应。

（4）胃肠功能紊乱的患者可以采用摩腹散步法，即步行时两手旋转按摩腹部，每分钟走30～60步，每走一步按摩一周，顺时针和逆时针交替进行，每次散步时间30～50分钟。

（5）失眠者可在晚上缓慢散步半小时，休息15分钟后再睡觉，有较好的镇静催眠效果。

二、慢跑

慢跑是一种高强度的有氧运动。慢跑对于保持中老年人良好的心脏功能，防止肺组织弹性衰退，预防肌肉萎缩，防治冠心病、高血压、动脉硬化等，具有积极的作用，可加速脂肪消耗，达到快速减肥的目的，也可增强体质，提高自身抵抗力。

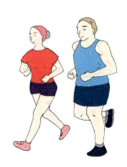

慢跑

1. 慢性肾功能衰竭患者可以慢跑吗

慢跑是散步的进阶版。慢性肾脏病患者要根据自己的身体情况来决定。如果身体允许，可尝试慢跑；如果身体的协调能力较差、运动迟缓、活动不便，则不建议进行慢跑。

慢跑应循序渐进，不宜过快增加运动量，应从每次5～10分钟开始，如果慢跑5分钟仍感觉吃力，可以步行—快走—慢跑交替进行，等适应以后慢慢增加运动量。

适应了5分钟的慢跑后，运动量可以慢慢增加到每天20～30分钟。如果单次20～30分钟无法做到，可以分成每天2～3次，每次10～15分钟，同样可以达到30分钟的运动效果。

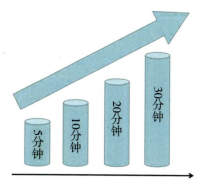

逐渐增加慢跑时间

2. 慢性肾功能衰竭患者怎样进行慢跑

慢性肾脏病患者不宜做激烈运动，因为激烈运动会消耗过多的能量，反而可能使病情恶化。慢跑时控制好心率［(220次/分 - 周岁年龄)×50%至70%］。如果不方便监测心率，可采用聊天法，即慢跑过程中聊天不觉得气喘，就说明速度适中，反之则说明速度太快，应降低速度。只要跑起来，具有跑步的特征就可以，如感觉心跳加快，就说明血液循环加快了，能促进心脏健康，加快新陈代谢，提高免疫力。

无论进行什么运动都需要张弛有度，建议每周至少有2～3天休息，中间可穿插一些其他的运动，如散步、太极拳、八段锦、五禽戏等，让身体从慢跑的疲劳中恢复过来，预防跑步损伤。长期过度的跑步或者错误的跑法会出现足底筋膜炎、滑膜炎、半月板损伤、髂胫束综合征等运动伤痛。只要做好保护措施，科学地慢跑，控制好运动量，就可以避免出现这些运动损伤。

3. 慢跑注意事项

（1）餐后 1 小时不宜慢跑，最好在餐后 2 小时进行。

（2）慢跑适宜在平地进行，坡度过大的跑道容易损伤膝盖；不宜在泥地上跑步；吸入过多的粉尘会损伤呼吸道或者肺部。

（3）合并有糖尿病的患者运动前可先进食少量食物，避免出现低血糖；可随身携带糖块等。如果出现头晕、出冷汗、四肢乏力等症状，应立即停下来休息，适当补充水分和糖分。

（4）若出现肌肉酸痛，应暂停锻炼，改为散步等低强度运动，加快乳酸的吸收和分解。若出现肌肉损伤，则需要找康复治疗师进行康复治疗，并纠正错误的锻炼方法，防止再次出现损伤。

（5）出汗较多可适当喝水，补充丢失的水分，但是切不可多喝，尤其是已经没有尿的患者，更要注意适当控制水分的摄入。

（彭文渝　金根桂）

第二节　球类运动

球类运动包括非对抗性球类运动和对抗性球类运动两类。常见非对抗性球类运动如保龄球、高尔夫球等。常见对抗性球类运动如乒乓球、羽毛球、桌球、网球、排球、足球、篮球等。

保龄球、高尔夫等非对抗性球类运动属于中等强度运动，需经过专业人员培训后方可进行，因为错误的姿势和发力不但不能达到相应的锻炼效果，反而会导致肌肉损伤甚至受伤。

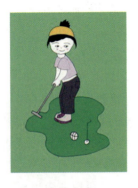

高尔夫球

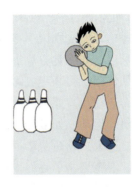

保龄球

对抗性球类运动有休闲娱乐和竞技两类。休闲娱乐类运动强度中等，竞技类以比赛为主，较激烈，为高强度运动。慢性肾脏病患者推荐休闲娱乐类球类运动。运动要遵循三大原则：常规原则、循序渐进原则、运动适宜原则。比如：打篮球时，应以投篮为主，切不可激烈地对抗碰撞；打羽毛球时，以接、发、挡为主，不宜大力

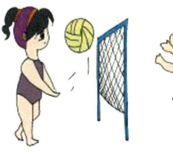

排球

起跳扣杀等。慢性肾脏病患者不宜进行竞技类球类运动，若有需要，须经专业医护人员的全面评估，体力、心肺功能等身体状况符合运动要求方可进行运动。

球类运动的注意事项：

（1）球类运动等中高强度的运动每周1～2次即可，若出现运动过量或使病情加重，应及时暂停运动。

（2）身体感觉明显不适时禁止进行球类运动。

（3）运动前须充分热身10～15分钟。

（4）运动后及时补充适量的水分和能量。

（金根桂）

第三节 游 泳

1. 慢性肾脏病患者长期游泳的益处

（1）增强心肌功能：长期游泳会使心脏运动性增大，收缩有力。游泳可以锻炼出一颗强而有力的心脏。

（2）增强抵抗力：游泳可加快人体新陈代谢，增强人体对外界的适应能力，抵御寒冷，从而提高对疾病的抵抗力。

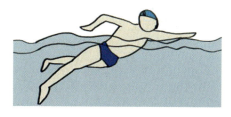

游泳

（3）减肥：游泳是一种全身性的有氧运动，可以消耗脂肪、强健肌肉。

（4）健美形体：游泳可促使身体全面协调地发展，肌肉线条变得流畅。

（5）护肤：在游泳时，水对皮肤、汗腺、脂肪腺的冲刷可起到有效的按摩作用，能促进血液循环，使皮肤光滑有弹性。

但游泳也有一些不利之处：水环境不能满足健康需要，容易引起角膜炎、中耳炎、皮肤感染，以长期浸渍性疾病，如湿疹、体癣、股癣；水太凉，热身不够，容易引起抽筋及肌肉拉伤等。

2. 慢性肾脏病患者如何进行游泳

（1）泳姿：初学者应从简单的泳姿开始，如自由泳、仰泳等，然后才是蛙泳、蝶泳。游泳速度不宜过快，以中低速为宜，快速游泳属于高强度运动，不推荐进行。

（2）场地：应选择合格的游泳池，最好是室内的游泳池，不推荐在江、河、湖、海等处游泳，因为水质与安全都无法保证。

（3）装备：①合身的泳衣、泳裤和泳帽，过大会增加水的阻力，影响游泳动作，过小不利于动作的施展和血液循环。②泳镜、耳塞、鼻夹等，可预防水质不过关导致的结膜炎、中耳炎等。③防滑拖鞋，能防止摔倒；浴巾，在游泳期间或游泳结束后用于保暖，防止感冒。④初学者可自备浮板或游泳圈等，以防意外。

3. 游泳注意事项

（1）饮酒后或饭后不宜立即游泳。

（2）有开放性伤口、皮肤病、结膜炎、中耳炎等不宜游泳。

（3）感冒、不适或身体虚弱等情况下不宜游泳。

（4）女性经期不宜游泳。

（5）冬天不宜游泳。

（6）游泳前需做好充分的热身运动，下水前要适应一下水温。

（7）游泳时间以每次 30～60 分钟为宜，若有四肢乏力、头晕、抽筋等症状，应及时上岸休息或结束游泳。

（8）游泳后应进行温水淋浴。

（9）游泳时不可过分嬉闹。

（10）人多、水浅处不可跳水。

（11）游泳应结伴同行，不宜独自一人游泳。

（12）剧烈运动后不宜立即游泳，否则容易感冒、抽筋。

（13）初学者应待在浅水区，不可随意进入深水区。

> **温馨提示**
>
> （1）腿抽筋：一般因下水前热身运动不充分引起，少数因身体缺钙或缺乏运动引起。游泳时出现腿抽筋，千万不要惊慌，务必保持冷静。如果旁边有人，可大声呼救；如果是独自一人，可一手抓住抽筋的脚尖，用力往身体上掰，同时另一手辅助脚用力向下压，反复几次即可缓解。
>
> （2）耳痛、耳鸣：多因耳朵进水或鼻子呛水引起。耳朵进水时，可将头歪向进水侧，用手拉住耳垂，原地跳几下；也可将头歪向进水侧，用手心压紧耳朵，然后快速拔开，将水吸出。
>
> （3）眼睛痒痛：可能因水质不洁引起。游泳后可用生理盐水冲洗眼睛，然后使用氯霉素滴眼液或红霉素滴眼液。

（金根桂）

第四节 八 段 锦

八段锦功法是一套独立而完整的健身功法，起源于北宋，至今有800多年的历史。八段锦是一套全身的运动，具有疏通经络、调畅气血、柔筋健骨、调理脏腑、平衡阴阳的作用。练习时无须器械，不受场地局限，简单易学，作用明显，男女老少皆宜，非常适合慢性肾脏病患者。

虽然八段锦简单易学，但以下情况不适合练习：

（1）不明病因的急性脊柱损伤者忌练。因为练习八段锦，人体的脊柱会有弯、伸、曲及旋转的动作，而这时任何一个扭动、弯腰的动作都可能加重脊柱损伤。

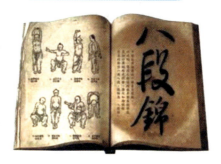

《八段锦》

(2）患有严重心、脑、肺疾病的患者不适宜练八段锦，以防诱发疾病。病症较轻的患者，可以循序渐进地进行。

(3）八段锦属于健身气功，需要配合呼吸来练习，稍微多走一些路、搬一点东西就会头昏眼花、体力不支的体虚患者，不适宜练习。

(4）八段锦一整套动作做完的运动量比较大，饥饿状态或者饱腹状态时都不宜练习，会对身体造成不良影响。

八段锦的招式

第一式：两手托天理三焦。此式以调理三焦为主，对腰背痛、背肌僵硬、颈椎病等有一定的防治作用。此式还是舒胸、消食通便、固精补肾、强壮筋骨、解除疲劳等的极佳方法。

第一式

第二式：左右开弓似射雕。此式可改善胸椎、颈部的血液循环，增强心肺功能。通过扩胸伸臂使胸肋部和肩臂部的骨骼肌得到锻炼和增强，有助于保持正确姿势，矫正两肩内收、圆背等不良姿势。

第二式

第三式：调理脾胃须单举。此式主要作用于中焦，可促进胃肠蠕动，增强消化功能，长期坚持练习对胃肠疾病有防治作用。熟练后亦可配合呼吸，上举吸气，下落呼气。

第三式

第四式：五劳七伤往后瞧。此式可改善头颈部的血液循环，有助于解除疲劳。对防治颈椎病、高血压、眼病和增强眼肌有良好的效果。练习时要精神愉快，配合动作才能起到对五劳七伤的防治作用。

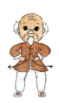

第四式

第五式：摇头摆尾去心火。此式以静制躁，可降心火，同时对腰颈关节、韧带和肌肉等亦起到一定的作用，并有助于任、督、冲三脉的运行。

第五式

第六式：两手攀足固肾腰。此式主要运动腰部，长期坚持锻炼有疏通带脉及任督二脉的作用，能强腰、壮肾、醒脑、明目。年老体弱者，俯身动作应逐渐加大，有较严重的高血压和动脉硬化患者，俯身时头不宜过低。

第六式

第七式：攒拳怒目增力气。此式主要运动四肢、腰和眼肌。根据个人体质、年龄与目的决定练习时用力的大小。其作用是舒畅全身气机，增强肺气，同时使大脑皮层和自主神经兴奋，有利于气血运行，并有增强全身筋骨和肌肉的作用。

第七式

第八式：背后七颠百病消。此式对各段椎骨的疾病和扁平足有防治作用，同时有利于脊髓液的循环和脊髓神经功能的增强，进而加强全身神经的调节作用。

第八式

温馨提示

（1）注意练习环境，应尽量在空气清新的地方练习。

（2）练习八段锦时，应衣着宽松，以使四肢气血流通。

（3）在练完八段锦后，不宜吸烟、饮酒，不宜立即洗澡、下蹲、进食等。

（黄春军）

第五节　五　禽　戏

五禽戏是我国古代体育锻炼的一种方法，是一种非常有效的健身方法，创始人是东汉末年的名医华佗。

五禽戏是通过模仿动物界的虎、鹿、熊、猿、鹤五种动物的动作而创设，分别仿效虎之威猛、鹿之安舒、熊之沉稳、猿之灵巧、鸟之轻捷，力求蕴含五禽的神韵。2006 年，华佗五禽戏被批准为安徽省非物质文化遗产项目；2011 年，又被国务院命名为第三批国家级非物质文化遗产项目。

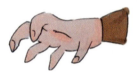

虎爪：五指张开，虎口撑圆，第一、二指关节弯曲内扣。

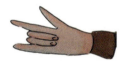

鹿角：拇指伸直外张，食指、小指伸直，中指、无名指弯曲内扣。

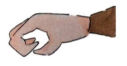

熊掌：拇指压在食指指端上，其余四指并拢弯曲，虎口撑圆。

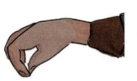

猿钩：五指指腹捏拢，屈腕。

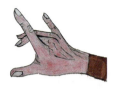

鸟翅：五指伸直，拇指、食指、小指向上翘起，无名指、中指并拢向下。

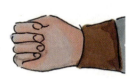

握固：将大拇指扣在手心，指尖位于无名指根部，其余四指稍用力将大拇指握牢。

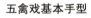

五禽戏基本手型

一、虎戏

练虎戏时,要表现出威猛的神态,目光炯炯,摇头摆尾,扑按搏斗等,有助于强壮体力。

第一式:虎举。这套动作中,两掌一升一降,疏通三焦气机,调理三焦功能;手成"虎爪"变拳,可增强握力,改善上肢远端血运。

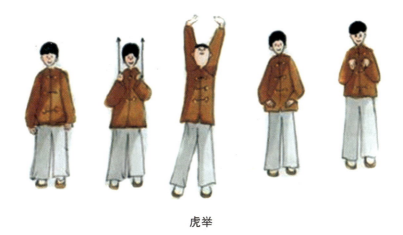

虎举

第二式:虎扑。虎扑动作形成了脊柱的前后伸展折叠运动,能增强腰部肌肉力量,对常见的腰部疾病,如腰肌劳损、习惯性腰扭伤等症有防治作用。同时,脊柱的前后伸展折叠,牵动任、督两脉,起到调理阴阳、疏通经络、提升气血的作用。

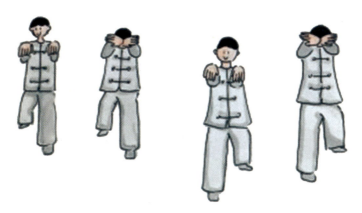

虎扑

二、鹿戏

练鹿戏时，要心静体松，仿效鹿的姿势，把鹿的探身、仰脖、缩颈、奔跑、回首等神态表现出来，有助于舒展筋骨。

第三式：鹿抵。中医认为"腰为肾之府"。尾闾运转，可起到强腰补肾、强筋健骨的功效。通过腰部的锻炼，增强腰部的肌肉力量，预防治腰部的脂肪沉积，防治腰椎小关节紊乱等症。

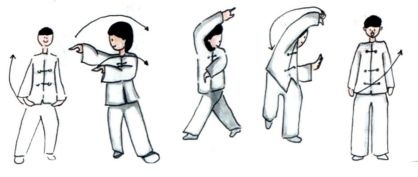

鹿抵

第四式：鹿奔。鹿奔动作中，两臂内旋前伸，肩、背部肌肉得到牵拉，对颈肩综合征、肩关节周围炎等症有防治作用；躯干弓背收腹，能矫正脊柱畸形，增强腰、背部肌肉力量。

三、熊戏

练熊戏时，要像熊那样浑厚沉稳，取其体笨、力大，敦厚之性，可待时意随形动，形随意动，达到形意一体。

第五式：熊运。活动腰部关节和肌肉，可防治腰肌劳损及软组织损伤。腰腹转动，两掌画圆，引导内气运行，可加强脾、胃的运化功能。运用腰、腹摇晃，对消化器官进行体内按摩，可防治消化不良、腹胀纳呆、便秘腹泻等症。

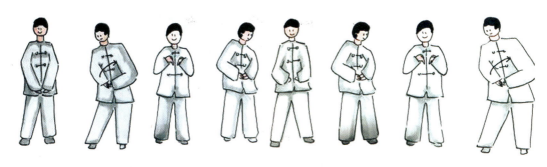

熊运

第六式：熊晃。身体左右晃动，意在两胁，调理肝脾。提髋行走，加上落步的微震，可增强髋关节周围肌肉的力量，提高平衡能力，有助于防治老年人下肢无力、髋关节损伤、膝痛等症。

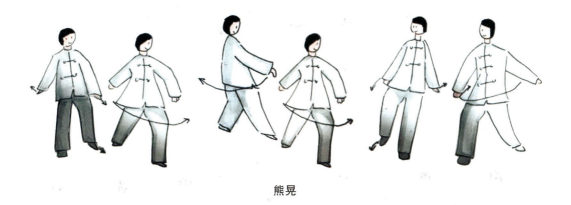

熊晃

四、猿戏

练猿戏时，要仿效猿猴那样敏捷好动，表现出纵山跳涧、攀树蹬枝、摘桃献果的神态。猿戏有助于发展灵活性。

第七式：猿提。习练猿戏时，猿钩的快速变化，意在增强神经－肌肉反应的灵敏性。两掌上提下按，扩大胸腔体积，可增强呼吸，按摩心脏，改善脑部供血。

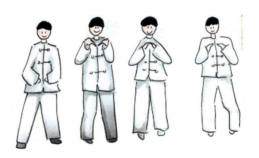

猿提

第八式：猿摘。这套动作中，眼神的左顾右盼有利于颈部运动，促进脑部的血液循环，同时可减轻大脑神经系统的紧张度，对神经紧张、精神忧郁等有防治作用。

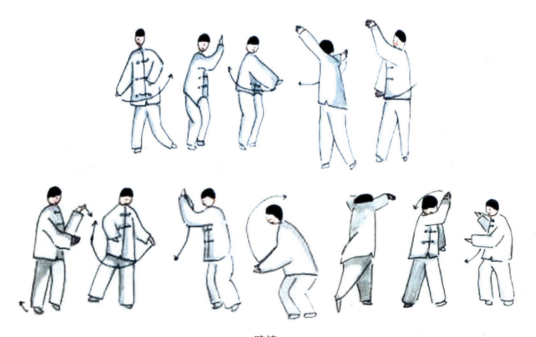

猿摘

五、鸟戏

练鸟戏要表现出亮翅、轻翔、落雁、独立等动作神态。鸟戏有助于增强肺呼吸功能，调达气血，疏通经络。

第九式：鸟伸。这套动作可加强肺的吐故纳新功能，增加肺活量。

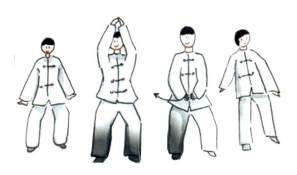

鸟伸

第十式：鸟飞。两臂的上下运动可改变胸腔容积，若配合呼吸运动可起到按摩心肺的作用，增强血氧交换能力；提膝独立，可提高人体平衡能力。

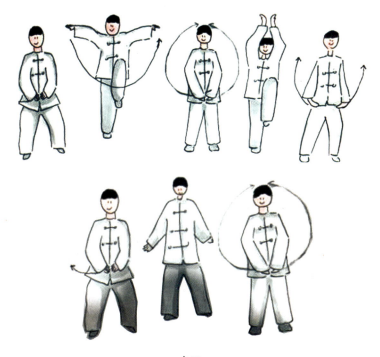

鸟飞

（彭文渝）

第六节 太极拳

太极拳，属国家级非物质文化遗产，是以中国传统儒、道哲学中的太极、阴阳辨证理念为核心思想，集颐养性情、强身健体、技击对抗等多种功能为一体，结合易学的阴阳五行之变化、中医经络学、古代的导引术和吐纳术形成的一种内外兼修、柔和、缓慢、轻灵、刚柔相济的中国传统拳术。2020年12月，"太极拳"项目被列入联合国教科文组织人类非物质文化遗产代表作名录。

传统太极拳门派众多，常见的太极拳流派有陈式、杨式、武式、吴式、孙式、和式等派别，对于慢性肾脏病患者而言，我们推荐由国家体育总局推广的简化太极拳——二十四式太极拳。这套太极拳只有二十四式，简单易学，运动量不大，较适合慢性肾脏病患者。下面让我们一起来学习吧！

第一式：起势。左脚开步，两臂前举，屈膝按掌。

第二式：左右野马分鬃。①左野马分鬃：抱球收脚，转体迈步，弓步分手。②右野马分鬃：后坐跷脚，抱球跟脚，转体迈步，弓步分手。③左野马分鬃：后坐跷脚，抱球跟脚，转体迈步，弓步分手。

第三式：白鹤亮翅。跟步抱球，后坐转体，虚步分手。

第四式：左右搂膝拗步。①左搂膝拗步：转体落手，转体收脚，迈步屈肘，弓步搂推。②右搂膝拗步：后坐跷脚，转体跟脚，迈步屈肘，弓步搂推。③左搂膝拗步：后坐跷脚，转体跟脚，迈步屈肘，弓步搂推。

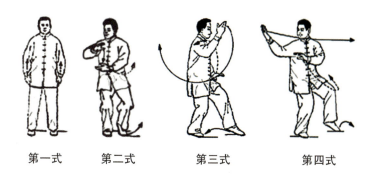

第一式　　　第二式　　　第三式　　　第四式

第五式：手挥琵琶。跟步松手，后坐挑掌，虚步合臂。

第六式：左右倒卷肱。①右倒卷肱：转体撤手，提膝屈肘，退步错手，虚步推掌。②左倒卷肱：转体撤手，提膝屈肘，退步错手，虚步推掌。③右倒卷肱：转体撤手，提膝屈肘，退步错手，虚步推掌。④左倒卷肱：转体撤手，提膝屈肘，退步错手，虚步推掌。

第七式：左揽雀尾。转体撤手，抱球收脚，迈步分手，弓步棚臂，转体伸臂，转体后捋，转体搭手，弓步前挤，后坐收掌，弓步按掌。

第八式：右揽雀尾。转体扣脚，抱球收脚，迈步分手，弓步棚臂，转体伸臂，转体后捋，转体搭手，弓步前挤，后坐收掌，弓步按掌。

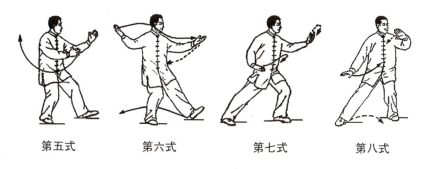

第五式　　　第六式　　　第七式　　　第八式

第九式：单鞭。转体扣脚云手，勾手收脚，转体迈步，弓步推掌。

第十式：云手。①云手：转体扣脚，转体撑掌，转体云手，撑掌收步。②云手：转体云手，撑掌出步，转体云手，撑掌收步。

第十一式：单鞭。转体勾手，转体迈步，弓步推掌。

第十二式：高探马。跟步松手，后坐翻掌，虚步推掌。

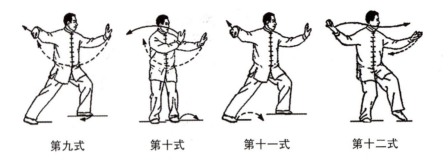

第九式　　　　第十式　　　　第十一式　　　　第十二式

第十三式：右蹬脚。穿掌提脚，弓步分手，跟步合抱，提膝分手，蹬脚撑臂。

第十四式：双峰贯耳。收腿落手，迈步分手，弓步贯拳。

第十五式：转身左蹬脚。后坐跷脚松手，转体扣脚分手，收脚合抱，提膝分手，蹬脚撑臂。

第十六式：左下势独立。收脚勾手，蹲身仆步，转体穿掌，弓腿起身，提膝挑掌。

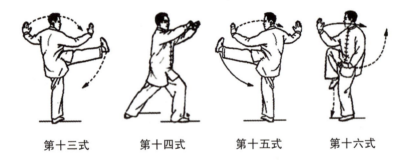

第十三式　　　　第十四式　　　　第十五式　　　　第十六式

第十七式：右下势独立。落脚勾手，蹲身仆步，转体穿掌，弓腿起身，提膝挑掌。

第十八式：左右穿梭。①左穿梭：后坐跷脚，抱球跟脚，迈步滚球，弓步推架。②右穿梭：落脚坐盘，抱球跟脚，迈步滚球，弓步推架。

第十九式：海底针。跟步松手，后坐提手，虚步插掌。

第二十式：闪通臂。提手收脚，迈步分手，弓步推掌。

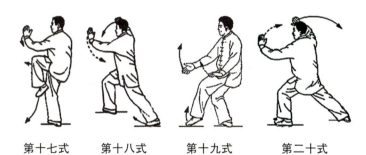

第十七式　　第十八式　　第十九式　　第二十式

第二十一式：转身搬拦捶。转体扣脚，坐身握拳，踩脚搬拳，转体旋臂，上步拦掌，弓步打拳。

第二十二式：如封似闭。穿掌翻手，后坐收掌，弓步按掌。

第二十三式：十字手。转体扣脚，弓步分手，坐腿扣脚，收脚合抱。

第二十四式：收势。翻掌前撑，分手下落，收脚还原。

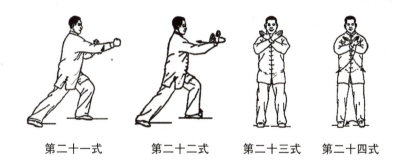

第二十一式　　第二十二式　　第二十三式　　第二十四式

（上述二十四式太极拳图片资料来源：太极拳二十四式图解. https：//m. ivfazl. com/baojian/yuer_30017. html.）

（彭文渝）

第九章 慢性肾脏病四季中医调理

第一节 春季调理

《黄帝内经·素问》曰："春三月，此谓发陈。天地俱生，万物以荣。夜卧早起，广步于庭，被（通披）发缓形，以使志生。生而勿杀，予而勿夺，赏而勿罚。此春气之应，养生之道也。逆之则伤肝，夏为寒变，奉长者少。"

春季万物复苏，也是细菌、病毒等微生物繁殖和传播的季节。慢性肾脏病患者免疫功能低下，易被感染，且迁延不愈。故初春之际需保持居室空气流通，调节衣着，注意"春捂秋冻"，勿过度劳累；应及时排泄二便，保证腑净肠清。

春季饮食应根据气温变化，食物由温补、辛甘逐渐转为清淡养阴之品。

春季常感到困倦，早起后应常到室外散步，呼吸新鲜空气。身体锻炼应以小运动量为主，如慢跑、散步、气功、导引、太极拳等，使气血宣通，激发阳气，筋骨强实。

（吴胜菊　颜嘉曼）

第二节 夏季调理

《黄帝内经·素问》曰:"夏三月,此为蕃秀。天地气交,万物华实。夜卧早起,无厌于日。使志勿怒,使华英成秀,使气得泄,若所爱在外,此夏气之应,养长之道也。逆之则伤心,秋为痎疟,奉收者少,冬至重病。"

夏季炎热致汗孔大开,体内毒素得以排泄,因此慢性肾脏病患者应利用好夏季进行调理。起居有时,慎照阳光,注意居室环境,宜宽敞明亮,通风透气,空调不宜调得太低,以低于室外气温 5~6 ℃ 为宜。早起以顺应阳气充盛,晚睡以顺应自然阴气之不足,中午适当休息。通过中医临床四诊和参,辨证施治,选取温热性质的中草药进行穴位贴敷,利用夏季三伏时节天阳最盛,使机体阳气得天阳之气和药物之力的佐助,阳气得以补足,卫外固密作用得到修复,提高慢性肾脏病患者对外邪的抵抗力。

为了减少夏季失眠状况,建议多听韵律较缓、速度较慢、音调较低、优美典雅的古典音乐和传统乐曲,营造安闲、平静的氛围,畅志抒怀的同时保持情绪安定。

夏季是阳气最盛的季节,新陈代谢加快,人体出汗过多而易丢失津液,因此夏季应饮食有节,不可贪凉。瓜果、蔬菜品种多,色香味逗人食欲,切不可多食,以免增加肾脏负担。

夏季三伏天自然界阳气旺盛,天人相应,人体阳气也达四季高峰,是体内寒凝之气最易祛解之时。夏热之利,即疏泄,可以到空气清新、环境良好的地方活动致出汗,使毒素随汗而出,减轻肾脏负担,利用自然的阳光让身体得到疏泄,有利于秋季进补。

锻炼的时间以早晨或傍晚为宜,饭后两小时采用步行、慢跑、快走、骑自行车、太极拳、保健操及乒乓球等方式运动,每周运动 3 次,每次时间控制在 30~40 分钟,切忌在中午或阳光强烈时锻炼。体质较差的患者不可贪凉,避免常吹空调、喝冷饮,尤其运动之后需要及时擦汗、换干洁衣服,预防感冒。

(吴胜菊 颜嘉曼)

第三节 秋季调理

《黄帝内经·素问》曰:"秋三月,此谓容平。天气以急,地气以明。早卧早起,与鸡俱兴。使志安宁,以缓秋刑;收敛神气,使秋气平;无外其志,使肺气清。此秋气之应,养收之道也。逆之则伤肺,冬为飧泄,奉藏者少。"

秋季是由盛夏余炎未消逐渐向秋风萧瑟转变的季节,宜养肺。秋风强劲,万物干燥,燥邪犯肺,容易出现咳嗽或干咳无痰、口舌干燥等,饮食方面应以防燥养阴、滋阴润肺为主。

秋季阳气渐收,阴气渐长,需要顺应秋阳干燥、多晴少雨的气候环境,做到早起早卧,及时增添衣被。

秋天肝火旺,容易出现情绪波动,故秋季应效法天地收敛清肃之气,选择合适的锻炼方法(如气功),调气养精,保持情志安宁,使神志宁静以养收,宣泄和排遣消极的情绪,激发机体能量。

(吴胜菊 吴衬)

第四节 冬季调理

《黄帝内经·素问》曰："冬三月，此为闭藏。水冰地坼，勿扰乎阳。早卧晚起，必待日光。使志若伏若匿，若有私意，若已有得。去寒就温，无泄皮肤，使气亟夺。此冬气之应，养藏之道也。逆之则伤肾，春为痿厥，奉生者少。"

冬季宜补肾，养精蓄锐。日常要防寒保暖，多晒太阳，以补体阳。冬季应敛阴护阳，早睡以养人体阳气，晚起以养人体阴气，以固阴精。等到天亮时才起来使体内温热之气畅达，穿着应感到暖和，顺应体内阳气潜藏，温养神气，避寒就温，使寒邪之气难以从外部侵入。

冬天寒气凝滞收引，最易导致人体经络不通，气机、血运不畅，需调养情志，勿大喜大怒，避免诱发心脑血管疾病。

"春夏养阳，秋冬养阴。"冬季饮食应以滋阴、润燥为基本原则，多吃具有御寒功效的食物，进行温补和调养，滋养五脏、扶正固本、培育元气，促使体内阳气升发，从而温养全身组织，使身体更强壮，有利于抵御外邪，起到很好的御寒作用。注意"少食咸"，因为冬季肾经旺盛，肾主咸，当咸味食物摄入太多时，会使肾水更旺，易引起水肿。

冬季是万物生机潜伏闭藏的季节，阳气在内潜伏，阴气在外张扬，不宜勤洗澡，阳气内蕴时如果以汤水疏导，易出大汗而带动宿疾。应随气温的变化而增减衣服，以免受风寒、潮湿的侵扰，也不要过暖多汗，勤开窗保持室内空气流通。

应劳逸结合，保持充足睡眠。早上可以用冷水洗脸，晚上用热水泡脚，长期坚持可促进血液循环，提高身体抵抗力。

在冬季不要有太剧烈的活动，避免正气过多消耗。

应积极预防感冒，若出现感冒甚至流感的症状，必须在医生的指导下规范治疗，避免药物造成肾脏的二次损害。

（吴胜菊　吴衬）

第十章　特殊时期的防护指导

第一节　患者防护

突发公共传染病时期，当民众需要居家隔离时，"肾友"为了延续生命仍需要冒着被感染的风险"逆行"来到医院进行透析治疗，那如何做好个人防护呢？

慢性肾病患者和透析患者免疫功能低下，需要每周 2～3 次往返医院，更易接触各种病原体，属于易感者，而且一旦感染可能直接发展为重症患者，因此必须更加注重个人防护。

（1）去医院透析途中：按需固定陪护，建议步行、骑行或坐私家车，若只能选择公共交通，全程戴好口罩和一次性手套，尽可能不触碰公共物品，更不能用手抠摸面部。

（2）到达医院后：及时洗手，多关注医院张贴的防护要求，配合做好预检和流行病学调查工作，如配合填写表格、测体温、查体、问诊等，若有不适必须及时如实告知医护人员。

（3）透析治疗过程中：建议透析中有进食习惯的患者调整为透析前进餐，全程戴口罩，患者间减少交谈，保证充分休息。

治疗结束后尽快离开医院，减少逗留。为了防止携带病菌回家，可遵从"三七三"法则。

"三脱"：脱鞋、脱衣、脱口罩。做到换鞋后再进屋，外套单独悬挂于阳台通风处，摘口罩前先洗手。

"七洗"：采用七步洗手法，洗手后才能接触家人及物品。

"三消毒"：外出物、外出服及居所均需要消毒。外出物品表面用 75%

的乙醇消毒后放通风处自然晾干；外出衣物加消毒剂单独清洗；地面定时以消毒剂进行擦拭消毒，每日1～2次湿拖地面。

米博士建议：
居家常通风，室内勤清洁，冬季宜保暖，没事不出门，谢绝探访客，保持手干净，烹调要煮熟，少水润咽喉。

（吴胜菊　欧秀娟）

第二节　家属助力防护

家属一直是患者最重要、最坚实的依靠，那么在特殊时期应如何一起做好防护呢？

作为患者家属，要合理安排患者外出透析治疗的一切活动，避免接触传染病地区人员或近期发热、咳嗽人员，外出均应全程佩戴口罩，固定专人陪同，发现特殊情况及时按照要求上报。

除了对患者悉心照顾，家属需要多学习防护知识，多关注相关新闻报道，建议从日常衣、食、住、行各方面做好全方位防护。

衣：家属和患者一起备好外出衣物2～3套，从医院回家后需要及时外挂通风或消毒处理。

食：特殊时期更需要合理饮食，增加身体免疫力，保证优质蛋白的摄入，限水、限钠、限钾、限磷、补钙，食材"飞水"后再烹饪食用。

住：关注居住环境，房间定时通风，环境卫生清洁，每日用消毒水拖地、擦拭物体表面，定期测量体温。

行：不串门，不聚会，外出透析首选私家车，车内定期消毒；需要乘坐公共交通工具时共同做好个人防护，备齐消毒湿巾、薄膜手套等防护用品。

米博士建议：
听从主诊医生的专业指导意见，需因人而异选择疫苗接种！

（吴胜菊　欧秀娟）

第十一章 慢性肾脏病常见问题解答

Q：慢性肾脏病患者还可以抽烟吗？

A： 不建议。因为烟草中的有害物质尼古丁能收缩血管，造成肾血管硬化，同时减少肾血流量，影响对高血压的控制；抽烟还可损害肾小球肾炎患者的糖代谢能力，影响对血糖的控制；抽烟同样对血脂的控制不利。此外，抽烟损害呼吸系统，容易诱发呼吸道感染。一方面，上呼吸道感染往往是诱发肾炎加重的主要原因，使得慢性肾脏病难以控制；另一方面，感染可影响激素和免疫抑制剂的正常使用，干扰慢性肾脏病的治疗。

Q：失眠会不会对疾病有影响？

A： 答案是肯定的。睡眠不足对人体健康的危害很大，可能会影响人体的交感神经系统，从而导致血压升高，同时还会引起肥胖、糖尿病及心脏病变。充足的睡眠能保证肾脏血液的灌注，让肾脏得到休息。

Q：得了慢性肾脏病可以吃保健品吗？

A： 不建议滥用。保健品大多热量较高，在肾功能正常时，食物中的蛋白质经过消化、吸收、分解，其中部分蛋白质、氨基酸被机体吸收利用，以维持人体正常的生理功能需要，还有一部分经过分解产生含氮的废物如尿素氮等，从肾脏排出体外。在肾功能衰退时，肾脏排泄代谢废物的能力大大减退，代谢废物如尿素、肌酐、胍类等会蓄积在血液中，成为尿毒症毒素。因此，不建议服用保健品。

Q：慢性肾脏病患者可以喝蛋白粉吗？该如何选择？

A：（1）肾脏病患者在透析前要求低蛋白质、优质蛋白质饮食。如果肾脏病患者食欲好、营养状况良好，能够摄入足够的膳食及适宜蛋白质，就不需要额外补充蛋白粉；若额外添加蛋白粉，导致蛋白质过量，则会加重肾脏损害及氮质血症。

（2）若肾脏病患者食欲较差，全天无法摄入足够膳食及适宜蛋白质，可适当补充全营养肠内制剂，并添加适量的蛋白粉。市售蛋白粉主要有大豆分离蛋白及乳清蛋白，首选乳清蛋白粉，因为乳清蛋白粉的人体利用率高于大豆分离蛋白。肾脏病患者补充蛋白粉需要在医务人员指导下添加。

Q：慢性肾脏病患者到底能不能吃豆制品？

A： 长期以来肾脏病患者不能吃豆制品的说法被广泛传播。首先，大家要明白大豆蛋白≠植物蛋白，豆制品中的蛋白质虽属植物蛋白，但也是一种优质蛋白质，摄入人体后消化吸收率达84%～98%。其次，豆制品还可提供钙、维生素等有益物质，与主食搭配可提高植物蛋白利用率；其含有的一些化学物质可对肾脏起到保护作用；大豆中含有的大豆异黄酮具有抗氧化、降血脂的作用；大豆蛋白具有降血压的作用；活性肽豆制品是低血糖指数食物。因此，肾脏病患者可根据病情定量选用豆制品，不应绝对禁止。

Q：慢性肾功能衰竭患者可以喝老火靓汤吗？

答：不能。老火汤并无多少营养，蛋白质为大分子物质，无法溶解于汤中。汤中主要溶解物为油脂、盐分及各种调味品，含氮浸出物及煲汤用食材含有的嘌呤。喝汤会造成油脂、盐分、嘌呤都摄入过量，所以不提倡慢性肾功能衰竭患者喝老火汤。

Q：输注人血白蛋白对慢性肾脏病患者有帮助吗？

A： 人血白蛋白是临床上用于急救的一种昂贵的特殊药品，对于慢性肾脏病而言，可以用于治疗肾病综合征引起的低蛋白血症，从而减轻水肿。人血白蛋白是一种血制品，也有一定的副作用，若使用不当，会出现感染、寒战、发热、恶心、呕吐等症状。若输注人血白蛋白过多或者过快时，则容易导致肺水肿。而对于血清白蛋白处于正常水平的慢性肾脏病患者，输入人血白蛋白反而可使自身白蛋白合成受到抑制，并使其分解代谢加速，对健康无益。记住，人血白蛋白不是一种营养品，必须在医生指导下使用，不可盲目输注。

Q：情绪对慢性肾脏病患者有影响吗？

A： 有一定影响。大多数的慢性肾脏病患者有较重的心理负担和经济负担，有忧伤、抑郁、焦虑等情绪，正确积极面对与调适是非常重要的。应做到：①正确认识慢性肾脏病，保持乐观的生活态度，积极面对，坚信良好的生活习惯对肾脏功能的保护是有利的。②多与病友交谈，互相鼓舞，谈论生存的价值，树立正确、豁达的生死观。③积极投身社会工作，找到人生价值。④家属、社会对患者的支持是必不可少的。家属的积极配合、对患者的关心会增加其战胜疾病的信心。⑤应该加大宣传力度，提高公众对肾脏病的认识，普及基本防治知识，早发现、早治疗。

第十一章 慢性肾脏病常见问题解答

Q：便秘对慢性肾脏病有什么危害？

A：便秘是慢性肾脏病患者常见的症状之一。长时间便秘会导致下腹部膨胀感、腹痛、恶心、食欲下降、营养吸收不良、全身无力等症状，严重影响身体健康；重者可能引发其他严重的并发症，甚至危及生命。为防止便秘，日常生活中应该保持轻松愉快的心情，保持适当的有氧运动，并对腹部进行按揉，多食新鲜水果和蔬菜等富含纤维素的食物，还要养成定时大便的习惯，并根据自身情况（水肿、尿量）安排饮水量，起到软化粪便的作用，可适当选择促进排便的食物，如豆类、薯类、洋葱、豆芽、蜂蜜、酸奶等。

Q：血液透析患者如何防止便秘？

A：便秘对于透析患者来说不是一件小事，应引起足够重视。便秘会导致体重增加，从而设置过多的脱水量，透析时会因脱水过多而引起低血压。便秘会增加机体对毒素的吸收量，使本应从粪便中排出的各种毒素滞留在体内，加大对人体的危害。

避免便秘的方法：①摄入富含纤维素的食物，如菠菜、马铃薯、地瓜、南瓜、芹菜等，必须做好减钾处理。②养成良好的排便习惯，到点即使无排便感也要按时去卫生间坐蹲，形成良好的排便反应，通常早餐后1小时肠蠕动最活跃，最佳次数为每天2次。③每天要适当运动，适当增加运动量。④遵医嘱适当使用缓泻剂。

Q：慢性肾脏病患者可以服用中药吗？

A：慢性肾脏病患者在治疗中适当采用中医治疗，可以补肾固精、活血化瘀、补气健脾、清热解毒、消除体内产生的内毒素、增强机体抵抗能力，改善微循环。但由于有些中药有肾毒性，因此觉得不舒服就自行购买中药服用的做法很危险。因为中药也有配伍禁忌，不同的药有不同的煎制方法，服用方法也要因人而异，因此中医药治疗一定要去正规的中医医院就诊，不得轻信偏方。

Q：慢性肾脏病患者使用中药有哪些注意事项？

A：慢性肾脏病患者在使用中药时，为避免中药的损害，应注意以下几点：①使用质量好的中药。②分清中药的品种，避免服用外形相似的有毒中药。③控制好中药的剂量和疗程。④把握中药的煎服方法。⑤严密监测肾功能，肾功能不全者禁用肾毒性很强的中药，如关木通、青木香、朱砂莲等。⑥在正规中医医师指导下用药。⑦慎用偏方。

正确应用中药是有益的，而滥用中药、误信偏方则是不可取的。所谓中药致肾脏病并非中药之过，而是人之过。

Q：慢性肾脏病患者如何做好居家自我管理？

A： 慢性肾脏病患者应重点监测以下项目，每次监测的结果应及时准确记录；每次随访时带上记录本，医生可参考监测结果来调整治疗方案。

（1）尿量：尿量是反映肾功能最直接的指标，因此慢性肾脏病患者应长期监测尿量。正常人平均每天尿量约1 500 mL，虽然尿量受到饮水、出汗等因素影响，但正常人每日尿量不能少于400 mL。判断尿量是否正常需要根据实际情况而定，如果发现尿量急剧减少，需要及时就医。

（2）体重及水肿情况：如果肾脏功能受损，不能将体内的水分有效排出，以致水分潴留在体内的各个器官组织间隙，就会出现下肢水肿、体重增加等。因此，慢性肾脏病患者应定期查看肢体（尤其是双下肢）是否肿胀，每日晨起大小便后穿同样的衣服，使用同一体重仪测量体重。如果发现肢体肿胀明显，体重每日连续增加超过0.5 kg或每月超过5 kg，需要及时就诊。

（3）血压：一般每日监测2次，晨起和傍晚各一次。测量血压前安静休息半小时，每次使用同样的血压计在同一部位测量。

Q：饮酒对慢性肾脏病患者有哪些影响？

A： 肾脏病患者不宜饮酒。饮酒后交感神经兴奋，心跳加快，小血管收缩，因此肾脏的血流就供应不足；另外，酒精会影响机体的氮平衡，增加蛋白质的分解，增加血液中的尿素氮含量；酒中嘌呤含量高，而嘌呤的代谢产物就是尿酸，这必然增加肾脏负担。

Q：慢性肾脏病患者可以有性生活吗？

A： 视具体情况而定，原则上不主张禁止，除非是急性发作期。适当地恢复性生活，可以增进夫妻间感情，有助于疾病的治疗。但是使用大量激素、免疫抑制剂或未经治疗的慢性肾脏病患者会出现性功能减退，有些男性患者会出现持久不勃、阳痿等情况，伴侣一定要理解，进入透析期或肾移植后性功能会有一定改善。

如果临床表现严重，出现大量蛋白尿、水肿、高血压，甚至肾功能受到影响的情况下，则应当尽量节制性生活。若临床表现轻微，病情处于稳定期，尿检和其他有关化验指标均正常，可适当进行性生活，频率较正常人降低即可，原则上以第二天不觉得累、精力充足为宜。此外，患者在过性生活时应特别注意清洁卫生，以防发生感染，加重肾脏损害。

Q：慢性肾脏病会遗传吗？

A： 有些肾脏病有"家族聚集性"，遗传性肾脏疾病按其发病率从高到低排列为遗传性肾囊肿疾病、薄基底膜肾脏病、遗传性肾小球疾病、遗传性

第十一章 慢性肾脏病常见问题解答

肾小管疾病等。多囊肾病是最常见的遗传性肾脏病,发病率为 1/1 000～1/400,代代发病,男女发病率相等,父母一方患病的其子女发病率为50%,但仅约60%的患者有明确家族史。因此,慢性肾脏病患者应该在自己确诊之后督促子女尽快检查、定期检查,争取做到早发现、早治疗,以免贻误病情。

Q:慢性肾脏病患者能结婚吗?

A: 严重的慢性肾脏病患者应当慎重考虑结婚;急性发作期也暂时不应结婚,尽快治疗,待病情好转、肾功能稳定后,方可考虑。另外,应谨慎使用口服避孕药,以免加重肾脏病或诱发慢性肾脏病的急性发作。

Q:慢性肾脏病患者能怀孕吗?

A: 慢性肾脏病患者妊娠后病情容易恶化,若仅有蛋白尿、尿沉渣异常,无高血压和显著肾功能损害者,大多能安全妊娠,对疾病的长期预后影响不大;其他一些病理类型的慢性肾炎,如果无高血压,肾小球滤过率≥80 mL/min,而血肌酐水平≤177 μmol/L,也可以妊娠。

肾功能正常且无高血压的多囊肾、肾结石也可考虑怀孕,系统性红斑狼疮患者应在病情控制6个月且病情无活动后方可考虑妊娠。

对于年龄较大、伴高血压和肾功能损害(肾小球滤过率≤60 mL/min,血肌酐水平>177 μmol/L),无论肾脏疾病为原发性或继发性,均不宜妊娠;遗传性肾脏疾病是否妊娠,需要综合考虑。

妊娠合并慢性肾脏病患者在妊娠期间绝不可掉以轻心,应定期检查尿蛋白、血压及肾功能;妊娠期间要合理饮食,如有异常应及时就诊并听取专科医生的意见。

Q:皮肤瘙痒与肾脏病有关吗?

A: 皮肤瘙痒是由组胺、蛋白酶、血管紧张素及某些肽素等物质刺激皮肤引起的一种不适感觉,某些反复发作的、广泛而顽固的瘙痒常是某种疾病的信号。慢性肾功能不全时,皮肤瘙痒很常见,其发生率高达86%,主要因血中尿素氮、肌酐、蛋白衍生物增多,继发甲状旁腺功能亢进,钙、磷代谢紊乱,钙盐、尿素沉积皮肤,皮肤干燥,周围神经病变所致。

Q:透析患者为什么会出现皮肤瘙痒?

A: 透析患者皮肤瘙痒主要由毒素、磷蓄积、钙沉着、周围神经病变、皮肤干燥、消毒剂过敏、使用碱性沐浴露等引起。

缓解皮肤瘙痒的方法:①毒素或磷蓄积引起的皮肤瘙痒需要更换透析器,应由低通量透析器改为高通量透析器,并定期采用血液透析滤过或血液灌流的方式来改善瘙痒症状。②减少磷蓄积的方法还有低磷饮食、使用磷结合剂（如钙尔奇、醋酸钙、碳酸镧等）。③合理补充钙剂，定期检查血钙、磷和甲状旁腺激素水平，积极治疗肾性骨病。④经常温水沐浴以清洁皮肤。⑤保持大便通畅，以利于毒素排出。⑥周围神经病变造成的皮肤瘙痒可根据医嘱使用维生素 B_{12} 药物治疗；⑦过敏性皮肤瘙痒应遵医嘱使用抗过敏药物。

Q：为什么慢性肾脏病必须早期防治？

A：慢性肾脏病的早期阶段大多无自觉症状，如果不进行尿液、血液与影像学的检查，早期很难发现，并可悄无声息地缓慢进展，后期并发症多、预后差，医疗费用明显增加。因此，提高对慢性肾脏疾病的认识，早期发现、早期诊断、早期治疗，对减少和延缓慢性肾脏疾病的发生、发展具有重要意义。

Q：尿毒症是"不治之症"吗？尿毒症能逆转吗？

A：尿毒症并非"不治之症"，可通过肾移植、血液透析或腹膜透析等治疗方式达到良好的生活质量。

尿毒症患者不一定尿量减少，一部分有残余肾功能的患者甚至尿量正常或增多。如果是在轻度慢性肾功能不全基础上出现的肾功能急性恶化，在去除诱因后配合药物、血液透析等辅助治疗可使部分肾功能恢复。

Q：糖尿病与肾脏病有什么关系？

A：糖尿病是一种以慢性血糖水平增高为特征的代谢性疾病，因胰岛素分泌和作用缺陷所致。长期碳水化合物、脂肪、蛋白质代谢紊乱可引起系统受损，致肾、心脏、神经等组织器官慢性进行性病变、功能减退甚至衰竭。

糖尿病常见的微血管并发症是糖尿病肾脏病，已经成为影响糖尿病预后的最主要因素之一。糖尿病肾脏病是因糖尿病所致血糖过高从而导致肾脏损害，可以累及肾脏的所有结构，发生不同的病理改变，其中肾小球硬化症与糖尿病有直接关系。一旦发生肾脏损害，将出现持续性蛋白尿，则肾功能持续性减退直至尿毒症期。

Q：高血压与肾脏疾病有什么关系？

A：高血压与肾脏疾病两者之间的关系非常密切，且互为因果，形成恶性循环。肾脏疾病所致的高血压称为肾性高血压，主要由肾血管疾病与肾实质性疾病所致，而高血压又进一步加剧肾脏病变导致肾功能减退，致使病情加重。严格有效地控制血压是延缓肾脏病变发展、预防心血管事件发生的关键。

第十一章 慢性肾脏病常见问题解答

Q：高血压对肾脏有什么损害？

A： 高血压不仅仅表现为血压的升高，而且对全身许多器官都有损害，如肾脏、脑和全身的大血管等，给患者的健康带来极大的危害。长期高血压的存在会对肾小球、肾小管及肾间质造成损害，早期表现为微量蛋白尿，若高血压控制不佳，就会逐渐造成肾功能损害，甚至进展至终末期肾脏病，即尿毒症。

Q：慢性肾脏病患者为什么容易发生贫血？

A： 当肾功能受损时，由肾脏分泌产生的促红细胞生成素的总量不足以满足身体的需要，从而引发肾性贫血。除此之外，还有以下几个因素：尿毒症代谢毒素对骨髓的抑制；肾功能衰竭时红细胞存活时间缩短；铁摄入减少及铁丢失增多，红细胞合成不足；慢性失血，如血液透析时透析器及管路凝血与残血、胃肠道出血等；继发性甲状旁腺亢进，甲状旁腺激素抑制骨髓造血等原因也可造成慢性肾脏病患者发生贫血。

Q：肾性贫血患者需要经常输血吗？

A： 不一定。针对肾性贫血，欧洲最佳实践指南的贫血治疗目标是血红蛋白 110 g/L；改善全球肾脏病预后组织 2007 年的肾性贫血治疗目标为血红蛋白 110～120 g/L。虽然输血可以提高机体的携氧能力，改善贫血患者的缺氧状况，但在病情允许的情况下，应尽量避免输血，以减少输血带来的风险。对已出现贫血相关症状和体征的严重贫血者，若患者因急性失血而导致血流动力学不稳定，存在慢性失血的促红细胞生成素抵抗，经医生评估后可给予输血治疗。

Q：什么是肾性骨病？

A： 肾性骨病是指一切和肾脏问题有关的骨病，从肾功能障碍开始就已经形成。尿毒症时，肾脏生成活性维生素 D_3 减少，使肠道吸收食物中钙的能力减退，钙吸收减少导致血钙降低，骨骼缺钙。此外，肾脏排泄磷的能力逐渐减弱，导致血磷升高，而低钙、高磷状态又会导致甲状旁腺功能亢进，刺激甲状旁腺激素分泌增加，进一步致使骨质脱钙，结果导致骨病的加重。慢性肾功能不全引起的代谢性酸中毒、大分子物质 $β_2$-微球蛋白沉积、铝中毒等也会导致肾性骨病。因此，绝大多数透析患者均存在高磷血症、低钙血症、血中甲状旁腺激素水平升高，导致不同程度的肾性骨病。

肾性骨病在临床上主要表现为骨骼、关节和肌肉的酸胀、疼痛，骨骼畸形，容易骨折。因此，要特别注意避免跌倒。

肾性骨病性疼痛常见于腰背部、下肢、膝盖、脚踝或髋部等，常在负重或行走时加重。

肾性骨病应在肾功能衰竭早期进行评估和治疗，应定期检查血钙、血磷及甲状旁腺激素水平。防治方法主要有充分透析、限制磷的摄入、增强磷的清除、控制血铝、合理补充钙剂及使用活性维生素D，必要时可行甲状旁腺切除术。

Q：什么是继发性甲状旁腺功能亢进？

A： 继发性甲状旁腺功能亢进是慢性肾功能衰竭的常见并发症，多发生于肾小球滤过率低于80 mL／（min·1.73 m²）3个月以上，是机体钙、磷、活性维生素D代谢紊乱的一种适应性反应。

该病的临床表现主要有失眠、烦躁、记忆力减退、反应迟钝，或剧烈的头痛；胃肠蠕动减弱；近端肌无力伴有肌痛，运动后加重，休息后也难以恢复，广泛的骨关节疼痛如下肢、腰部、全身，严重者表现为活动受限、翻身困难、卧床不起、病理性骨折和骨畸形，如胸廓塌陷、驼背和身材变矮等；肌腱、软骨等软组织异位钙化，导致非特异性关节疼痛、皮肤瘙痒、高血压等。

Q：透析治疗过程中可以进食吗？

A： 透析治疗中进食要因人而异。透析是一种分解代谢过程，治疗期间进食可以提高饮食的摄入量，更好地控制血糖，改善营养状况，增加脂肪，还可预防急性分解代谢，改善患者生活质量，降低死亡率。但是，有些患者在透析中进食可能会发生血压下降、胃肠道症状反应、窒息或误吸的风险。因此，透析治疗中能否进食应视个体情况而定。

Q：慢性肾功能衰竭患者运动时的注意事项有哪些？

A： ①运动前应遵守医生的运动安排原则。②循序渐进：实施运动方案，使训练的内容由少到多，程度由易到难，运动量由小到大，休息与运动相交替，切忌过度劳累。③个别对待：因人而异、因病而异，制订个体化运动训练，不强求一致。④适时调整：慢性肾功能衰竭患者应根据主观感觉和反应，及时评定，了解运动是否合适，并及时做出调整。⑤户外运动时注意天气、温度变化，及时增减衣物，运动之前先热身。

Q：血液透析中为什么要使用抗凝剂？

A： 由于体外循环的建立，血液与透析器表面接触，血液易发生凝集，从而堵塞透析管路和透析器，造成血液流失，降低透析效能，因此需要使用肝素或低分子抗凝剂。

Q：肝素有哪些副作用？

A： ①自发性出血：如牙龈出血、消化道出血等。②血小板减少症：如皮下瘀斑或出血点。③过敏反应：如皮肤瘙痒等。④高脂血症：长期使用可引起血液黏稠度增高、血管硬化，严重者可导致心脑血管疾病。

Q： 什么情况下不能使用肝素抗凝？

A： ①有出血倾向：抽血检查结果显示血小板低、凝血功能异常等。②有活动性出血现象：如消化道出血等。③颅脑出血急性期、手术前后、近期有外伤史等。

Q： 口服抗凝药有哪些？服用抗凝药需要注意什么？

A： 血液透析患者常用的抗凝药有阿司匹林、泰嘉、波立维、潘生丁、华法林等。

服用抗凝药物时应注意：避免碰撞、擦伤、摔伤等外伤；避免进食过烫、过硬食物；保持大便通畅，以防消化道出血；观察有无皮肤黏膜瘀斑、有无消化道出血等情况，有出血情况应立即报告医生；定期抽血检查凝血功能。

Q： 透析后能旅游吗？旅游时应该注意什么？

A： 病情稳定的情况下，可以出游。

旅游时应注意：①避开人流，行程合理。②量力而行，勿超体力范围。③关注景点周边医院，提前安排异地透析，带齐病例资料。④备齐常用药物及日常家用血压计、血糖仪。⑤控制饮食，勿暴饮暴食。⑥备足衣物，注意保暖。⑦保证睡眠，平安出行。

（刘泽萍　叶青林）

参考文献

［1］曹芳，李红，阮一平，等．慢性肾病与腹膜透析护理［M］．北京：化学工业出版社，2018：14－15．

［2］陈香美，丁小强，马志芳，等．血液净化标准操作规程（2010 版）［M］．北京：人民卫生出版社，2010：50－61，107．

［3］陈香美，倪兆慧，袁伟杰，等．腹膜透析标准操作规程［M］．北京：人民军医出版社，2010：12．

［4］崔莉．来晓英．郝小磊．维持性血液透析患者季节性高钾血症的饮食干预［J］．护理学杂志：综合版，2014（29）：22．

［5］葛均波，徐永健，王辰．内科学［M］．9 版．北京：人民出版社，2018：524。

［6］江敏敏，王艳秋，赵颖，等．不同剂量辛伐他汀治疗高血压合并高脂血症患者的疗效以及安全性的 Meta 分析［J］．广东医科大学学报，2020，38（6）：672－679．

［7］金其庄，王玉柱，叶朝阳，等．中国血液透析用血管通路专家共识（第 2 版）［J］．中国血液净化，2019，18（6）：365－381．

［8］赖玮婧，刘芳，付平．慢性肾脏病评估及管理临床实践指南解读——从 K/DOQI 到 KDIGO［J］．中国实用内科杂志．2013（6）：448－453．

［9］林果为，王吉耀，葛均波．实用内科学［M］．15 版．北京：人民卫生出版社，2017．

［10］刘玉梅．西那卡塞联合帕立骨化醇对血液透析继发性甲状旁腺功能亢进的疗效分析［J］．现代实用医学，2017（7）：57－58．

［11］罗洋．维持性血液透析患者干体重变化与全因死亡风险的关系研究［D］．重庆：重庆医科大学，2020．

［12］上海慢性肾脏病早发现及规范化诊治与示范项目专家组．慢性肾脏病筛查诊断及防治指南［J］．中国使用内科杂志，2017（1）：28－34．

［13］庞新路，孙勇，等．现代肾脏病学理论与应用［M］．石家庄：河北科学技术出版社，2013：1－11．

［14］乔建歌，王讱，姜艳华，等．血液透析病友自我管理口袋书［M］．上海：上海交通大学出版社，2020：116．

［15］乔艳红，刘虹．左卡尼汀与慢性肾衰竭［J］．长治医学院学报，2008，22（2）：151－153．

［16］宋慧锋，吴胜菊，鲁鹏，等．慢性肾脏病居家护理手册［M］．广州：中山大学出

版社，2020：103，125-129，156-188，192-204.

[17] 王海燕．肾脏病学［M］．北京：人民卫生出版社，2008：20-22.

[18] 王潘，唐春苑，叶晓青，等．维持性血液透析患者口渴感及其影响因素的研究进展［J］．中国血液净化，2017（5）：326-328.

[19] 王质刚．血液净化学［M］．北京：科技出版社，2003：231.

[20] 文艳秋．实用血液净化护理培训教程［M］．北京：人民卫生出版社，2010：86-87.

[21] 谢孝翠．血液透析患者健康教育失败的原因分析及对策［J］．护理实践与研究，2010，7（3）：114-116.

[22] 徐蓉娟．内科学新世纪［M］．2版．北京：中国中医药出版社，2012：226.

[23] 徐少波，吴春燕，方芳，等．血液透析患者透析期间体重增加管理的循证实践［J］．护理与康复，2019，6（18）：51-53.

[24] 余学清，叶晓青，毛海萍，等．腹膜透析治疗学［M］．北京：科学技术文献出版社，2007：126-128.

[25] 杨月欣．中国食物成分表［M］．北京：北京大学医学出版社，2009.

[26] 詹雅琴，周丽梅．血液透析患者的护理体会［J］．中国社区医师，2010，35（12）：196.

[27] 张凌．透析饮食宝典［M］．北京：科学出版社，2019.

[28] 张起铭，张妮娜．低蛋白米饮食在慢性肾脏病治疗中的应用研究［J］．中国中西医结合肾病杂志，2020，21（2）：158-159.

[29] 张瑜凌，张家瑛，王梦婧，等．维持性血液透析患者蛋白质摄入与临床营养评估［J］．中国血液净化，2014，13（12）：810-814.

[30] 中国医师协会肾脏内科医师分会，中国中西医结合学会肾脏疾病专业委员会营养治疗指南专家协作组．中国慢性肾脏病营养治疗临床实践指南（2021版）［J］．中华医学杂志，2021，101（8）：539-559.

[31] 中国中西医结合学会肾脏疾病专业委员会．慢性肾衰竭中西医结合诊疗指南［J］．中国中西医结合杂志，2015（9）：1029-1033.

[32] 中华中医药学会．糖尿病肾病中医防治指南［J］．中国中医药现代远程教育，2011，9（4）：151-153.

[33] 中华中医药学会．慢性肾衰竭诊疗指南［J］．中国中医药现代远程教育，2011（9）：132-133.

[34] LIN T, SONG L, HUANG R, et al. Modified regional citrate anticoagulation is optimal for hemodialysis in patients at high risk of bleeding: a prospective randomized study of three anticoagulation strategies［J］. BMC nephrology, 2019, 20（1）: 414-472.

[35] MO Y, SONG L, SUN C, et al. Effect of dumbbell exercise on arteriovenous fistula in patients undergoing maintenance haemodialysis: a prospective randomized controlled trial［J］. Blood purification, 2020, 49（1-2）: 16-24.

附　录

附录一　肾内科常见实验室检查及其临床意义

血　液　检　查		
检查项目	参考值	临床意义
白细胞 （WBC）	$(4.0 \sim 10.0) \times 10^9 \, L^{-1}$	升高见于细菌和病毒感染、严重的组织损伤和坏死、过敏和中毒等；降低见于某些病毒感染、血液疾病等
红细胞 （RBC）	$(3.5 \sim 5.5) \times 10^{12} \, L^{-1}$	降低见于贫血（如肾功能衰竭患者）；升高见于慢性心肺疾病或血液系统疾病
血红蛋白 （HGB）	$110 \sim 160$ g/L	降低见于贫血
血小板 （PLT）	$(100 \sim 300) \times 10^9 \, L^{-1}$	降低可出现止血困难和出血倾向
肌酐 （CREA）	$0.6 \sim 1.5$ mg/dL 或 $37 \sim 110$ mmol/L	升高见于肾功能受损
尿素 （UREA）	$3 \sim 20$ mg/dL 或 $2.7 \sim 7.35$ mmol/L	升高见于肾功能受损、高蛋白膳食、高热、感染、消化道出血等。降低见于：①生成减少（低蛋白饮食、肝衰竭）；②排泄增多（吐、泄、多尿），肾衰竭透析后，由于尿素分子量较肌酐小，易于透析出去，故血尿素氮较肌酐相对较低
尿酸 （UA）	男性：$268 \sim 488$ mmol/L 女性：$160 \sim 380$ mmol/L	可见于慢性高尿酸血症肾脏病、肾结石、急性尿酸性肾脏病

（续上表）

血液检查		
检查项目	参考值	临床意义
二氧化碳结合力（CO_2 CP）	22～31 mmol/L	升高可见于呕吐引起的胃酸大量丢失、肾上腺皮质功能亢进及肾上腺皮质激素使用过多、低钾及服用碱性药物过多而出现代谢性碱中毒；呼吸道阻塞、重度肺水肿。降低可见于尿毒症、糖尿病酮症、休克、严重腹泻、慢性肾上腺皮质功能减退等引起的代谢性碱中毒，呼吸中枢兴奋等引起的呼吸性碱中毒
总蛋白（TP）	60～80 g/L	降低多见于肝功能受损、营养不良等
白蛋白（ALB）	35～50 g/L	降低多见于蛋白质热量营养不良、肾病综合征、肾小球肾炎、糖尿病、系统性红斑狼疮
球蛋白（GLB）	20～30 g/L	升高见于肺结核、肝硬化等；降低多为肾上腺皮质激素与免疫抑制剂的使用
血钙（Ca）	2.12～2.75 mmol/L	慢性肾功能衰竭患者常见低钙血症及高磷血症，会引起肌肉衰弱、恶心和呕吐；过低会引起肌肉痉挛抽筋和骨骼疾病
血钾（K）	4.1～5.6 mmol/L	升高可出现疲乏无力、肌肉软弱、腱反射减弱或消失、窦性停搏、心律失常，甚至心搏骤停；降低可出现视力减退、肢体瘫痪、胃肠麻痹、尿潴留、膝反射迟钝以至消失、心律失常甚至心搏骤停
血磷（P）	0.87～1.45 mmol/L	急、慢性肾功能不全及慢性肾炎晚期会出现血磷升高
总胆固醇（TC）	3.9～6.5 mmol/L	高胆固醇血症常见于肾病综合征
甘油三酯（TG）	0.11～1.76 mmol/L	肾病综合征可见高胆固醇血症
血糖（GLU）	3.9～6.1 mmol/L	升高多见于糖尿病，空腹血糖过高可引起心脏病、失明和神经损害，以及加深口渴症状；过低会引起人体重要脏器的衰竭、精神错乱，甚至昏迷和死亡

（续上表）

小便检查		
检查项目	参考值	临床意义
比重 （SG）	1.015～1.030	降低反映远端小管浓缩功能减退，可见于慢性肾盂肾炎、重金属和氨基糖苷类抗生素的肾损害、高血压、动脉硬化、慢性肾功能衰竭
酸碱度 （pH）	4.6～8.0	升高见于泌尿系感染、某些结石尿和陈旧腐败尿液；降低常见于酸中毒、尿酸盐结石和服用某些酸性药物
白细胞 （LEU）	阴性	大量白细胞（＋＋～＋＋＋）和上皮细胞出现提示有尿路感染
尿蛋白 （PRO）	阴性	阳性常见于肾脏病导致的肾小球和肾小管功能障碍，其他原因导致的血浆蛋白过多，如剧烈运动、发热、充血性心力衰竭、心包积液和药物影响等
葡萄糖 （GLU）	阴性	阳性提示为肾性糖尿或糖尿病
红细胞 （RBC）	阴性	升高为血尿，常见于肾小球肾炎、泌尿系结石、膀胱炎、泌尿系肿瘤等
白细胞 （WBC-2）	0～25 L^{-1}	升高提示尿路感染
红细胞 （RBC-2）	0～25 L^{-1}	升高为血尿，常见于肾小球肾炎、泌尿系结石、膀胱炎、泌尿系肿瘤等
管型 （CAST）	0～2 L^{-1}	管型增多常提示肾脏实质受损

附录二 常用穴位定位与作用

◆ 尺泽

定位：在肘横纹中，肱二头肌腱桡侧凹陷处。

主治：①咳嗽、气喘、咯血、咽喉肿痛等肺系实热证；②肘臂挛痛；③急性吐泻等胃肠疾病；④热病（实热和虚热）；⑤中暑、小儿惊风等急证；⑥降压。

◆ 列缺

定位：桡骨茎突上方，腕横纹上1.5寸，肱桡肌与拇长展肌腱之间。简便取穴法：两手虎口自然平直交叉，一手食指按在另一手桡骨茎突上，指尖下凹陷中是穴。

主治：①咳嗽、气喘、咽喉肿痛等肺系疾病；②头痛、齿痛、项强、口眼歪斜等头项部疾患的表里经病；③任脉病（前阴和生殖系统）；④经络局部病。

◆ 合谷

定位：在手背，第一、第二掌骨间，当第二掌骨桡侧的中点处。简便取穴法：以一手的拇指指间关节横纹，放在另一手拇、食指之间的指蹼缘上，当拇指尖下是穴。

主治：①头痛、目赤肿痛、齿痛、鼻衄、口眼歪斜、耳聋等头面五官诸疾；②发热恶寒等外感病，热病无汗或多汗；③经闭、滞产等妇产科病；④胃肠疾病；⑤安神作用；⑥外科病；⑦本经的经络病。

◆ 曲池

定位：屈肘成直角，在肘横纹外侧端与肱骨外上髁连线中点。

主治：①手臂痹痛、上肢不遂等上肢病患；②热病；③高血压；④癫狂等精神神志疾病；⑤腹痛、吐泻等肠胃病；⑥咽喉肿痛、齿痛、目赤肿痛等五官热证；⑦瘾疹、湿疹、瘰疬等皮肤、外科疾患；⑧妇科病。

◇ 天枢

定位：脐中旁开 2 寸。

主治：①腹痛、腹胀、便秘、腹泻、痢疾等胃肠病；②月经不调、痛经等妇科疾患；③绕脐痛。

◇ 足三里

定位：犊鼻穴下 3 寸，胫骨前嵴外一横指处。

主治：①胃痛、呕吐、噎膈、腹胀、腹泻、痢疾、便秘等胃肠病；②下肢痿痹证；③癫狂等神志病；④乳痈、肠痈等外科疾患；⑤虚劳诸证，为强壮保健要穴；⑥咳嗽痰多；⑦产妇血晕。

◇ 三阴交

定位：内踝尖上 3 寸，胫骨内侧面后缘。

主治：①肠鸣、腹胀、腹泻等脾胃虚弱诸证；②月经不调、带下、阴挺、不孕、滞产等妇产科病；③遗精、阳痿、遗尿等生殖泌尿系统疾患；④心悸，失眠，高血压；⑤下肢痿痹；⑥阴虚诸证；⑦皮肤瘙痒症。

◇ 曲泽

定位：肘微屈，肘横纹中，肱二头肌腱尺侧缘。

主治：①心痛、心悸、善惊等心系病症；②胃痛、呕血、呕吐等热性胃疾；③暑热病；④肘臂挛痛。

◇ 内关

定位：腕横纹上 2 寸，掌长肌腱与桡侧腕屈肌腱之间。

主治：①心痛、胸闷、心动过速或过缓等心疾；②胃痛、呕吐、呃逆等胃肠病；③中风；④失眠、郁证、癫狂痫等神志之证；⑤眩晕症，如晕车、晕船、耳源性眩晕；⑥肘臂挛痛；⑦胆道疾病；⑧胃、心、胸病；⑨无脉症；⑩对心率和血压有双向调节作用。

◇ 风池

定位：胸锁乳头肌与斜方肌上端之间的凹陷中，平风府穴。

主治：①中风、癫痫、头痛、眩晕、耳鸣、耳聋等内风所致之证；②感冒、鼻塞、鼻衄、目赤肿痛、口眼歪斜等外风所致之证；③颈项强痛。本穴为全身祛风之要穴。

◇ 肩井

定位：肩上，大椎穴与肩峰连线的中点。

主治：①颈项强痛，肩背疼痛，上肢不遂；②难产、乳痈、乳汁不下、乳癖等妇产科及乳房疾患；③瘰疬。

◇ 大椎

定位：后正中线上，第七颈椎棘突下凹陷中。

主治：①热病、疟疾、恶寒发热、咳嗽、气喘等外感表证（哮喘的首选穴）；②骨蒸潮热；③癫狂痫证、小儿惊风等神志病证；④项强，脊痛；⑤风疹，痤疮。

◇ 百会

定位：后发际正中直上7寸，或当头部正中线与两耳尖连线的交点处。

主治：①痴呆、中风、失语、瘛疭、失眠、健忘、癫狂痫证、癔症等神志证；②头风、头痛、眩晕、耳鸣等头面病症；③脱肛、阴挺、胃下垂、肾下垂等气失固摄而致的下陷证。

◇ 关元

定位：前正中线上，脐下3寸。

主治：①急救、中风脱证、虚劳冷惫、羸瘦无力等元气虚损证；②少腹疼痛，疝气；③腹泻、痢疾、脱肛、便血等肠腑病症；④五淋、尿血、尿闭、尿频等泌尿系疾病；⑤遗精、阳痿、早泄、白浊等男科病；⑥月经不调、痛经、经闭、崩漏、带下、阴挺、恶露不尽、胞衣不下等妇科病症；⑦对血压有双向调节作用，还有减肥、强壮作用。

◇ 气海

定位：前正中线上，脐下1.5寸。

主治：①虚脱、形体羸瘦、脏气衰惫、乏力等气虚证；②水谷不化、绕脐疼痛、腹泻、痢疾、便秘等肠腑疾病；③小便不利，遗尿；④遗精，阳痿，疝气；⑤月经不调、痛经、经闭、崩漏等。

◇ 中脘

定位：前正中线上，脐上4寸，或脐与胸剑联合连线的中点处。

主治：①胃痛、腹胀、纳呆、呕吐、吞酸、呃逆、小儿疳积等脾胃病；②黄疸；③癫狂，脏躁。

◇ 膻中

定位：前正中线上，平第四肋间隙；或两乳头连线与前正中线的交点处。

主治：①咳嗽、气喘、胸闷、心痛、噎膈、呃逆等胸中气机不畅的病证；②产后乳少、乳痈、乳癖等胸乳疾病。

◇ 印堂

定位：在额部，当两眉头的中间。深层有面神经颞支和内眦动脉分布。

主治：①痴呆、痛证、失眠、健忘等神志之证；产后血晕，子痫。②头痛，眩晕。③鼻衄，鼻渊。④小儿惊风。

◇ 太阳

定位：在颞部，当眉梢与目外眦之间，向后约一横指的凹陷处。

主治：①头痛；②目疾；③面瘫。

附录三　食物磷/蛋白含量比值表

食物	总量	磷/mg	蛋白/g	磷/蛋白/(mg/g)
磷/蛋白 <5 mg/g				
鸡蛋蛋白[a]	1个，大	5	3.6	1.4
猪皮	100 g	85	61.4	1.4
海参	100 g	28	16.5	1.7
罗非鱼	100 g	102	22.6	4.5
磷/蛋白 5～10 mg/g				
火腿	100 g	90	16.0	5.6
水面筋	100 g	133	23.5	5.7
黄油	100 g	8	1.4	5.7
鸭胸脯肉	100 g	86	15.0	5.7
羊羔肉	100 g	约200	31.8	6.3
金枪鱼，清水罐头	100 g	139	25.5	6.4
火鸡（除去内脏）	100 g	约212	28.2	7.5
牛肉酱	100 g	194	25.8	7.5
金华火腿	100 g	125	16.4	7.6
羊肉（肥瘦）（均值）	100 g	146	19.0	7.7
木耳（水发）（黑木耳，云耳）	100 g	12	1.5	8.0
鸡（均值）	100 g	156	19.3	8.1
黄鳍金枪鱼	100 g	245	30.0	8.2
香肠	100 g	198	24.1	8.2
方便面	100 g	80	9.5	8.4
牛肉（肥瘦）（均值）	100 g	168	19.9	8.4
Nepro配方（66）雅培肾病营养配方猪肉肠	307 g	165	19.1	8.6
牛肉（前腱）	2根	44	5.1	8.6
龙虾	100 g	181	20.3	8.9

（续上表）

食物	总量	磷/mg	蛋白/g	磷/蛋白/(mg/g)
雪糕	100 g	185	20.5	9.0
热狗，快餐[b]	1 个	97	10.4	9.3
猪肉（瘦）	100 g	189	20.3	9.3
鳕鱼	100 g	223	22.9	9.7
苏打饼干	100 g	82	8.4	9.8
磷/蛋白 10～15 mg/g				
粉皮	100 g	2	0.2	10.0
鲑鱼，红鲑鱼	100 g	276	27.3	10.1
蓝蟹	100 g	206	20.2	10.2
面包圈	100 g	89	8.7	10.2
曲奇饼	100 g	67	6.5	10.3
豆角	100 g	26	2.5	10.4
西兰花（绿菜花）	100 g	72	4.1	17.6
芥蓝（甘蓝菜，盖蓝菜）	100 g	50	2.8	17.9
山药（薯蓣，大薯）	100 g	34	1.9	17.9
叉烧肉	100 g	430	23.8	18.1
虾皮	100 g	582	30.7	19.0
燕麦片	100 g	291	15.0	19.4
面条（均值）	100 g	162	8.3	19.5
磷/蛋白 20～25 mg/g				
粉丝	100 g	16	0.8	20.0
可乐	100 g	4	0.2	20.0
马铃薯（土豆，洋芋）	100 g	40	2.0	20.0
香蕉（甘蕉）	100 g	28	1.4	20.0
马苏里拉奶酪 d	100 g	526	26.1	20.1
西式蛋糕	100 g	160	7.8	20.5
玉米淀粉	100 g	25	1.2	20.8
茄子（均值）	100 g	23	1.1	20.9
瑞士奶酪 d	100 g	568	26.8	21.2
西葫芦	100 g	17	0.8	21.3
葫芦（长瓜，蒲瓜，瓠瓜）	100 g	15	0.7	21.4
油菜	100 g	39	1.8	21.7
豇豆	100 g	63	2.9	21.7
桃（均值）	100 g	20	0.9	22.2

（续上表）

食物	总量	磷/mg	蛋白/g	磷/蛋白/(mg/g)
蚕豆	100 g	200	8.8	22.7
鸡蛋蛋黄[a]	1个，大	65	2.6	22.8
杏仁 e	24 个	137	6.0	23.0
西瓜子（炒）	100 g	765	32.7	23.4
米饭（蒸）（均值）	100 g	62	2.6	23.8
小白菜	100 g	36	1.5	24.0
鲜香菇（香蕈，冬菇）	100 g	53	2.2	24.1
牛乳（均值）	100 g	73	3.0	24.3
磷/蛋白 >25 mg/g				
芋头（芋艿，毛芋）	100 g	55	2.2	25.0
小米	100 g	229	9.0	25.4
四季豆（菜豆）	100 g	51	2.0	25.5
柑橘（均值）	100 g	18	0.7	25.7
巧克力	100 g	114	4.3	26.5
橙	100 g	22	0.8	27.5
饼干，鸡蛋，香肠，三明治，快餐[b]	1个	562	20.0	28.1
牛奶，低脂（2%）	1 液体盎司/30 mL	229	8.1	28.3
海带（干）（江白菜，昆布）	100 g	52	1.8	28.9
丝瓜	100 g	29	1.0	29.0
啤酒（均值）	100 g	12	0.4	30.0
葡萄酒（均值）	100 g	3	0.1	30.0
奶酪汉堡包，快餐[b,e]	1个	162	15.4	10.5
黄鱼（小黄花鱼）	100 g	188	17.9	10.5
大比目鱼	100 g	285	26.7	10.7
金枪鱼，油罐头	100 g	312	29.2	10.7
鸡腿	100 g	172	16.0	10.8
带鱼（白带鱼，刀鱼）	100 g	191	17.7	10.8
虹鳟鱼	100 g	399	36.3	11.0
鸡胸脯肉	100 g	214	19.4	11.0

（续上表）

食物	总量	磷/mg	蛋白/g	磷/蛋白/(mg/g)
河虾	100 g	186	16.4	11.3
豆腐（内酯）	100 g	57	5.0	11.4
草鱼（白鲩，草包鱼）	100 g	203	16.6	12.2
猪肉（肥瘦）（均值）	100 g	162	13.2	12.3
乌鳢（黑鱼，石斑鱼，生鱼）面包（均值）	100 g	232	18.5	12.5
面包（均值）	100 g	107	8.3	12.9
豆腐（北）	100 g	158	12.2	13.0
花生酱	100 g	90	6.9	13.0
旗鱼	100 g	336	25.4	13.2
黄豆（大豆）	1个，大	465	35.0	13.3
整个鸡蛋	100 g	84	6.3	13.3
火腿肠	100 g	187	14.0	13.4
冬笋	100 g	56	4.1	13.7
甜面酱	100 g	76	5.5	13.8
黑豆（黑大豆）	100 g	500	36.0	13.9
明虾	100 g	189	13.4	14.1
籼米（标准）（机米）	100 g	112	7.9	14.2
豆奶（豆乳）	100 g	35	2.4	14.6
稻米（均值）	100 g	110	7.4	14.9
磷/蛋白 15～20 mg/g				
西瓜（均值）	100 g	9	0.6	15.0
花生（炒）	100 g	326	21.7	15.0
花生c	100 g	356	23.6	15.1
蛋糕（均值）	100 g	130	8.6	15.1
虾米（海米，虾仁）	100 g	666	43.7	15.2
馒头（均值）	100 g	107	7.0	15.3
绿豆	100 g	337	21.6	15.6

（续上表）

食物	总量	磷/mg	蛋白/g	磷/蛋白/(mg/g)
油饼	100 g	124	7.9	15.7
黄豆芽	100 g	74	4.5	16.4
鸡肝	1 个	79	4.8	16.5
豆浆	100 g	30	1.8	16.7
团粉（芡粉）	100 g	25	1.5	16.7
奶油乳酪 d	1 汤勺	15	0.9	16.7
小麦粉（标准粉）	100 g	188	11.2	16.8
豆腐干（均值）	100 g	273	16.2	16.9
马铃薯粉	100 g	123	7.2	17.1
腰果	100 g	490	15.2	32.3
中华猕猴桃（毛叶猕猴桃）	100 g	26	0.8	32.5
杏干	100 g	89	2.7	33.0
酸奶（均值）	100 g	85	2.5	34.0
蘑菇（鲜蘑）	100 g	94	2.7	34.8
梨（均值）	100 g	14	0.4	35.0
酱油（均值）	100 g	204	5.6	36.4
银耳（干）（白木耳）	100 g	369	10.0	36.9
芝麻酱	2 汤勺	220	5.1	43.1
葵花籽	3 汤勺	370	6.2	59.7
液体无脂奶粉[b]	100 g	67	1.1	63.3

资料来源：国家卫生健康委员会，血液净化标准操作规程（2021 版）。根据美国农业部（USDA）营养学标准及中国食物成分修订。

a：鸡蛋的磷/蛋白比值分别为整个鸡蛋 13.4 mg/g，蛋黄 24.7 mg/g，蛋白 1.4 mg/g；b：产品包含磷添加剂；c：来源于坚果、种子及谷物的磷生物价≤其他来源；d：不同乳酪之间食物添加剂不同；e：快餐中不同乳酪之间食物添加剂不同。

附四 常用饮料含磷量列表

商品	具体口味	含磷量/mg
<10 mg/355 mL		
七喜	全部口味	<10
Dasani 纯净水	全部口味	<10
芬达	大部分口味	<10
立顿纯叶茶	全部口味	<10
美汁源	果汁喷趣酒	<10
私酿威士忌	大部分口味	<10
雀巢茶	柠檬甜	<10
百事自然	百事甜	<10
雪碧	全部口味	<10
>10 mg/355 mL		
可口可乐	各种	62
健怡可乐（可口可乐）	各种	27
芬达	橙味及红橘味	11
佳得乐（G2）	全部口味	36
立顿茶	绿茶，柠檬，覆盆子，甜茶，无热量柠檬	98～189
立顿冰茶（塑料盒）	各种口味	98～114
立顿星冰乐	各种口味	
私酿威士忌	红	53
雀巢茶	低热量柠檬，绿茶柑橘，低热量绿茶柑橘，红茶，石榴，覆盆子	47～71
百事	大部分可乐（除外百事自然）	54
健怡百事	全部口味	41～68